認知症等
意思決定能力低下患者の
診療における
法的問題への処方箋

北浜法律事務所・外国法共同事業
医師・弁護士
長谷部圭司 著

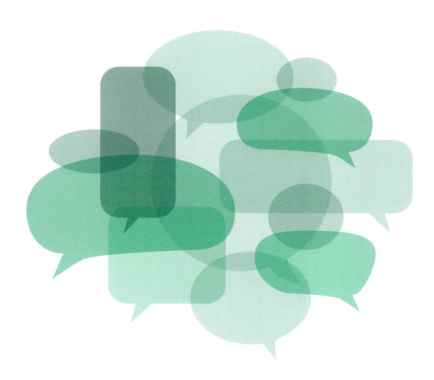

序文

　筆者はもともと医師免許を先に取得しました。現在も，診療・救急医療を続けています。これまでも，いろいろな治療を行い，そのたびに説明をしていました。特に，手術前には「儀式のように」患者さんとその家族を呼び出して手術の説明をしていました。ただ，「副作用の説明はこれで十分かな？」「他の治療法についてはどこまで話そうかな？」など，少し漠然とした疑問はありましたが，誰に，いつ，何を話せばよいのか，明確に考えることはありませんでした。

　その後，ふとしたきっかけで法律の世界に足を踏み入れました。そして法律や判例をいろいろ学び，医師資格のみの時代に思い込んでいた常識がいろいろ崩されてしまいました。診療契約，informed consent，同意書の意味，患者の家族との関係等様々な点で，勘違いにより法律的には無駄な行動をとっていることがたくさんあることに気づきました。その中心が「informed consent」の理解不足によるものでした。現在の医療では，過剰対応であったり，一方で患者の権利侵害を行っていたりと，法律的に非常に問題のある行為を行っているのが現状です。特に，認知症患者さんに代表される意思無能力者（自分自身で理解し判断する能力がなくなっている人）への権利侵害については，かなり問題があると感じています。

　意思能力を失った人の意見は無視され，その家族の意見でのみ動いている医療現場，それを正そうとしない司法，その結果として患者さんの権利がいつしか家族の権利になってしまっている現状があります。患者さんの治療等の方針決定は，家族の権利でしょうか？　それがたとえ患者さん本人に苦痛になったとしても，家族の意見がすべてなのでしょうか？

そこで，本書では，日本の医療関係者全体にinformed consentを正しく理解して頂き，これによって患者の権利侵害が起こらないようにしていきたいと思っています。

　本書に記載した提案は，今まで常識であると思われていたことを否定するものもあるなど，現状に対してはかなり挑戦的な内容となっていますが，これにより医療分野における患者の意思決定についての法律解釈の議論が大きく進むことを期待します。

　最後に，本書は，筆者とともに悩み考えられた，たくさんの医療関係者の協力があって完成したものです。本書に記載された事例は，筆者が顧問を務める病院やクリニックの先生方や医療安全管理者，さらには関係のある医療機関の皆様からのご質問により集められた事例をもとに記載しており，回答や考え方についても，質問を受けるたびにお互いに検討しながら至った結果をもとに掲載しております。これらには，一人では気が付かなかった視点，体験したことがない事例，指示した当初は考えもつかなかった結果がたくさんあり，そのたびに筆者に付き合って一緒に検討して頂きました。まだまだ未熟な筆者と一緒に歩んで頂いていることに大変感謝しており，この場を借りてお礼申し上げます。

2017年8月吉日　　　　　　　　　　　医師・弁護士　長谷部圭司

目次

1章 意思能力低下患者の診療における問題点 — 1

2章 認知症等患者の治療をどのように法律上問題なく行うか？ — 16

3章 informed consentをもらう手段 — 25

4章 検討事例〜理解を深めるための事例集 — 45

5章 未成年者の医療事項についての同意能力 — 58

6章 事例検討 — 74

巻末資料 — 139

索引 — 155

意思能力低下患者の診療における問題点

1 診療契約の成立

　認知症患者さんのように，自身で正常な意思表示ができない人は，世の中にはたくさんいます。そのような人が，例えば，高額な布団を買わされたという場合，契約自体を無効や取り消しにするという処理がなされています。

　それでは，そのような方々との「診療契約」は成立しているのでしょうか？　現実には，相当数の認知症患者さんが医療機関を受診し診察を受けていますが，それらは診療契約上問題ないのでしょうか。

(1) 契約の成立 ── 互いの意思が合致することが必要

　診療契約の成立について検討する前に，そもそも契約とは何でしょうか？
　契約が成立する場面として，ボールペンの売買を考えてみます。BさんがAさんの持っているボールペンをよいと思い，「100円で売って下さい」とAさんに話し，Aさんが「売ります」と答えたとします。

　この場面で，売買契約は成立したのでしょうか。口約束であり，契約書は交わしていません。この点，法律では「個人の意思」を尊重します。そして，当然「個人の意思により行われた約束」も尊重し，このような約束を

「契約」と呼んで，約束に法律的な保護を与えます。約束とは，法律上の契約なのです。口約束だからと，簡単に反故にはできません。

以上からすると，契約が成立するには，個人の意思により約束がなされることが必要です。上記のような売買契約では，買いたいという気持ち（意思）と，売りたいという気持ち（意思）が合致したといえるため，約束（契約）がなされたと考えられます。このように，契約（約束）の成立には，お互いの気持ちが合致することが要件となりますし，保証契約のように法律が特別に規定を置く場合を除き，それ以上のものは必要ありません。

では，契約書とは何か？　という疑問が出てくると思います。契約書自体は契約成立の要件ではありません。ただ，例えば契約（約束）の成立を裁判で争う場合，「言った」「言わない」で本当に契約が成立したのか不明になります。そのため，どうしても契約成立の証拠を残しておきたい場合，例えば不動産や自動車の売買など額面の大きな売買契約の場合には，契約書を作ることになります。

(2) 意思表示の方法 —— 意思が互いに伝わればよい

通常の売買契約の場合，実際に「買います」「売ります」などというやり取りはしなくても契約が成立することもあります。

例えばコンビニでお茶を購入する場面です。客Aはお茶を冷蔵庫から取ってきてレジカウンターに置きます。これに対し，店員Bはバーコードを読み込み値段を告げます。これを受けて，Aは代金を払い，Bから商品を受け取ります。これで契約は成立し，代金の支払いと商品の受け取りも行われたため，終了します。

これは，「買います」や「売ります」は，実際に言葉として発する必要はなく，体全体の表現として，「買います」「売ります」という意思が表れていればよいのです。つまり，大事なのは，意思がお互いに伝わることです。

この例においては，コンビニでお茶をレジに置く行為が「買います」という意思表示になり，バーコードを読み込み値段を告げる行為が「売ります」という意思表示になります。店でレジに商品を置いて，「置いただけ」ということはないでしょうから，何も言わなくても，「買いたい」という意思を表していることになるからです。そして，店員が代金を請求するのは，売ることを前提に行われる行為ですから，「売ります」という意思を表していることになるのです。

(3) 診療契約の成立 ── 物の売買同様，意思が互いに伝わることが大事

　では，診療契約の場合はどうでしょうか？
　例えば，病院の受付に患者さんがきて，「熱があるんです」と言い，受付スタッフが「では問診票をお書き下さい」と問診票を渡す場面を想像して下さい。この場面で，診療契約は成立しているでしょうか？
　診療契約も通常の契約と同様に，「診て下さい」「診ます」という意思の合致によって成立します。病院の受付に来て，「熱があるんです」と言うことが報告だけということはないでしょうから，「診て下さい」という意思を表したことになります。そして，受付スタッフが問診票を渡すことで「診ます」という意思を表現していることになりますから，お互いの意思が合致して，診療契約が成立していると言えます。
　なお，ここで，応召義務があるのだから，「診ます」という意思がなくても契約は成立するのではないかという疑問が出るかもしれません。しかし，応召義務とは，原則として公法上の義務であり，行政と医師との約束事ですから，契約に際しての意思表示の有効性に直接影響を及ぼすことはありません。

(4) 診療契約の法的性質 —— 準委任契約

　以上の通り，患者さんを診療する場合，当然ですが民事的には診療契約を締結していることになります。

　契約書は書かなくとも，診察をして対価が支払われている以上，契約が成立していると考えないと，なぜ診療報酬を請求できるのかということになってしまいます。

　診療契約は法的には，「準委任契約」と解釈されています。委任契約とは，法律事務の処理を任せる契約のことで，弁護士への依頼がこれに当たります。一方，医師に診察を依頼する場合は法律事務を任せるのではありません。診察・治療という事実行為を依頼していることになります。そこで，委任契約に準じた形の契約ということで，準委任契約とされています。

(5) 準委任契約 —— 委任契約同様，信頼関係を基礎として成立する

　準委任契約が成立した場合，どのようなことを行わなければならないのでしょうか？　これは委任契約と同様に考えることになります。

> （委任契約）
> 民法
> 第644条
> 受任者は，委任の本旨に従い，善良な管理者の注意をもって，委任事務を処理する義務を負う。

　委任契約は，信頼関係を基礎に成立します。簡単に言えば，お互いに相手を信頼しながら，契約関係を続けていくことになります。そのため，信頼関係がなくなったと思えば，一方から契約の解除を行うことができま

す。ただし，相手に不利な時期に契約を解除する場合には，そのことによって生じた損害については，やむを得ない理由がない限り，賠償責任があります（民法651条1項）。

> 民法
> 第651条1項
> 当事者の一方が相手方に不利な時期に委任の解除をしたときは，その当事者の一方は，相手方の損害を賠償しなければならない。ただし，やむを得ない事由があったときは，この限りでない。

(6) 善管注意義務の内容 —— 善管注意義務と結果責任はわけて考えられる

　次に契約内容ですが，受任者（医療側）は善良な管理者としての注意義務（善管注意義務）をもって受任した事務を処理しなければならなくなり，委任者（患者）は契約を行えば対価を支払う義務が生じます。ここで注意が必要なのは，あくまでも，最善を尽くして事務を処理すればよく，結果責任は負っていないという点です。

　縫合等の一定の簡単な治療には結果責任を負っているという見解がありますが，これはあまりに医療を知らない人の意見です。医療行為とその結果に100％というものはありません。どんなに簡単な治療であろうと，きちんと治療を行ったとしても，必ず期待される結果が出るわけではないのです。

　仮に，稀にしか起こらない悪い結果が生じようと，悪い結果が出たというだけで受任者（医療側）の責任になると考えることはできません。たとえば縫合する前の傷の状態によっては，いくらきれいに縫おうとも，感染が起こって傷口がくっつかないということはありうるのです。

(7) 契約の成立に必要な能力
——契約成立の必要条件と十分条件。物事を理解・判断できる能力があることが前提

さて，契約の成立には「お互いの気持ちが合致すること」が必要でしたが，逆に，気持ちが合致すれば契約は成立するのでしょうか？

例えば，認知症の85歳の男性Aが，駅前の良い立地にある5,000万円相当の自宅を「1,000円で売るよ」と話し，これをBが「買います」と言えば，売買契約は成立するのでしょうか？

当然ながら，このような場合，売買契約は成立しません。「売ります」という意思と「買います」という意思が合致していて契約が成立しているようにも見えますが，なぜ成立しないのでしょうか？

外観上は意思が合致したように見えますが，Aの行動は常識的な対価や貨幣価値などが理解・判断できないためであり，本心から5,000万円のものを1,000円で売ると思っているとは考えられず，「1,000円で売るよ」というのは，Aの意思ではないと考えられるからです。

この場合のように，本人に物事を理解し判断できる能力（事理弁識能力）がない場合，本人が仮に意思を表示したとしても，それが本心とは言えなくなります。つまり，契約の成立には，本人に事理弁識能力があることが必要になります。当然ながら，認知症の人は，特に症状が進んでいる場合，このような事理弁識能力は相当低下もしくは消失しており，自身で契約を結ぶことはできなくなってしまいますから，診療契約についても同様に自分自身で締結することは難しくなります。

2 インフォームドコンセント（informed consent）

治療方針の変更にあたって一定の場合にはinformed consent（IC）が必要となりますが，一度診療契約が成立した後に患者が意思能力を失った

場合，最初の診療契約に従って診療を続けることはできるのでしょうか。

まず，informed consentとは何かについて検討します。病院内ではICと訳されて下記のように使われています。このような使い方は正しいのでしょうか？

①医師より術前ICを行った。
②ICをしたか確認しておいて下さい（ICしたか聞いておいて）。
③医師が手術後に手術についてICした（術後ICした）。

(1) informed consentの意味 —— 「説明と同意」!?

ICは，日本においては，「説明と同意」と訳されて使われていると思います。日本医師会がそのように書いたものが広まり，単に「説明」という意味として使われているように思えます。

しかし，「informed」は「知らされた」，「consent」は「同意」という意味です。「informed consent」を直訳すると，「知らされた」上での「同意」ということになりそうです。また，この言葉の中心は，「consent」という名詞でありますから，ICは，どこまでも「同意」という意味を超えることはできないのです。

したがって，ICを医師が行うことはできず，「同意」ができるのは当然，患者ということになります。

(2) informed consentの法的性質 —— 医療における「自己決定権」の行使

「informed」は「知らされた」という意味ですが，何を知らされたということでしょうか？ これを考えるには，ICの法的性質を理解しなければなりません。

まずICは，「informed」という形容詞がつくにせよ，前述の通り「同意」

という意味から離れるものではありません。

患者さんが「同意」する場面を思い出して下さい。医師の提案した薬や検査に対し，「それでいいです」と回答したり，手術と放射線療法の選択に対して，「手術でお願いします」と回答したりしていると思います。患者さんは，これらの回答により，医師の提案した検査や治療法に「同意」したり「決定」したりしています。この意味するところは，それが医師からの提案が前提であったとしても，患者さんが自らが受けるべき検査や治療法を，自らで「選択」「決定」していると言えます。これは，医療における「自己決定権」の行使に他なりません。

自己決定権とは，「自分の生き方や生活について，自由に決定する権利」とされており，憲法13条に由来するとされています。

> 日本国憲法
> 第13条
> すべて国民は，個人として尊重される。生命，自由及び幸福追求に対する国民の権利については，公共の福祉に反しない限り，立法その他の国政の上で，最大の尊重を必要とする。

今日着る服を決定するのも，どのような職業に就き人生をどう生きるかを決定するのも自分自身の権利であるということです。この権利のことを，自己決定権と呼んでいるのです（ただし，すべてが法的な権利とまで言えるかどうかは別です）。

自己決定権は，医療の場面でも行使できます。自分がどのような検査・治療を受けて，その後の人生を歩むかは，本人が決めるべきことです。この決定によって，本人は結果に対しても責任を持つ必要が生じます。

この自己決定権を医療において行使する場合が，治療法の選択の場面である，ICに他なりません。

(3) 自己決定すればすべて自己責任となるか？
―― まず，情報が与えられる必要がある

　ここまで書いてきたように，自分自身がどのような治療を受けるかは自分で決めることができます。そして，その結果については自己責任ということになります。しかし，本人が自己決定をして決めた治療なら，どのような結果になっても本人の自己責任なのでしょうか？

　自己責任を問うためには，決定をするための前提として，正しい判断材料が与えられていなければなりません。どんなに判断力がある人でも，決定の前提となる情報が十分でなければなりませんし，判断材料が不足したまま間違った決定をしてしまったとしても，責められる理由にはなりません。

　これは医療における自己決定権の行使であるICの場面でも同じです。患者がきちんと「同意」という選択をするためには，病気の内容，治療法，治療の成功率などの情報を持っていなければならないのです。しかし，患者にはこれらの情報がありません。

　それでは，患者が自分の治療を決めるための情報取得について，誰が責任を負うのでしょうか？　患者自身であるとすると，患者は自分の病気について，インターネットでの検索や医師等への聞き取りを通じて，情報を得る責任があることになります。そして，「同意」という名の選択をする前提となる情報を集めなかったのは患者自身が悪いということになり，間違った選択をしても，その責任は患者に帰すことになります。

　しかし，医学を学んだことのない一般人が，インターネットや本できちんとした情報を得ることができるのでしょうか？

　たとえば，発熱・咽頭痛・咳・鼻汁の症状があり，風邪と診断されたとします。治療法を決めるにあたって，対症療法のみを行うべきか，抗菌薬も投与すべきかを考える必要がありますが，この判断の前提として，感冒症状を呈するものの90％がウイルスであり，抗菌薬の効果はないという情報を知っていなければなりません。また，対症療法を選んだとしても，

たとえばPL配合顆粒には①サリチルアミド，②アセトアミノフェン，③メチレンジサリチル酸プロメタジン，④無水カフェインが含まれており，①はNSAIDs（非ステロイド系抗炎症薬）の一種で胃潰瘍には使えないこと，③はヒスタミン受容体1の拮抗薬であるために眠くなる副作用があることや，抗コリン作用（アセチルコリン受容体の拮抗作用）により前立腺肥大症や緑内障は禁忌であることなどを知っていなければなりません。そうなると「ヒスタミンはどんな働きをしているのか？」「アセチルコリンはどんな働きをしているのか？」なども知らなければなりません。

このように，治療法の決定にあたり，医師は人体に対する根本的な理解のもと，身体全体を見ながら投薬します。たかだか感冒症状であってもこの程度の知識が必要であり，このような情報の取得を患者本人に求めることは，相当酷であると言えます。

では，誰が情報を与えればよいのでしょうか？ 当然，最適任者は医師であり，病気の状態と患者の状況を一番理解している主治医に説明を求めるのは自然なことです。

治療を必要とするのは患者であり，医師が病気にしたのでもなければ，治療の押し売りをしているのでもありませんが，医師には治療を行うにあたって説明義務があります。また，応召義務があるので，「診療の求」があった場合には，基本的には断れません。

（応召義務）

医師法

第19条1項

診療に従事する医師は，診察治療の求があつた場合には，正当な事由がなければ，これを拒んではならない。

次に、なぜ「説明しなければならない」という義務があるかについて考えていきます。

(4) 説明義務の発生の根拠 ── "特権の反射的効果"

医師はなぜ説明をしなければならないのでしょうか？

患者は自分の治療は自分で決めることができ、診療契約上、医師は患者の意思で選択された治療を行う義務があります。しかし患者が治療法を選ぶことを助けるというところまで義務があるかというと、少し違う感じがします。たとえば不動産を売るときなどに説明義務があるとしても、それは商売上の話です。一方、生命身体を守るための診療契約においては、医師に説明義務に加え、応召義務まで負わせています。これを商売と同様に考えてもよいのでしょうか？　商売の場合は、売りたいから商品について説明する義務があり、売りたくなければ説明しなければよいわけですが、診療契約も同様と考えると、医師が治療をしたくなければ、説明しなくてもよいということになります。しかし、それは応召義務との関係で認められない結論です。やはり、別の根拠を考えるべきでしょう。

そもそも病気というものは、なりたくてなるものではありません。なりたくなくてもなるのが病気です。ですから「買いたい」という場合と違い、患者としても自主的に治療を受けたくて病院に来るわけではないのです。医師も治療を売り込みに行っているわけではなく、来た患者に対して治療を提供するという立場です。その状況で、契約だから医師に説明義務があるというのは、やはり違和感があります。

他の理由を考えてみましょう。患者は、自分自身の病気を治すために、治療法を自分で選択します。その際に、医師以外の誰かから知識を得られるならば、わざわざ医師に説明義務を負わせなくても、自分で調べたらよいはずです。自己決定権の行使とは、結果に対しても自己責任を負うこと

ですから，基本的には自分のことは自分で調べればよい，ということになります。

では，①病気のことを患者自身が調べて判断できるのか？ ②そもそも誰が病気について説明できるのか？ という2点について考えてみます。

①病気のことを患者自身が調べて判断できるのか？

インターネット検索がなかった時代，病気のことを調べるには，主として医学書を読まなければいけませんでした。

医学書は，生化学や生理学，解剖学など，人間の基本的な構造を知っていることが前提で書かれています。これに加えて，医学論文などの最新知識も必要です。また，薬についても知らなければなりません。薬がどこの生理作用に影響して効果を出すのかを，生理学的・生化学的に知っていなければならず，そこから考えられる副作用，さらには作用機序もわからない副作用の知識も必要になります。そのほかにもいろいろな知識によって病気のことを知り，自分の選ぶべき治療法を判断しなければなりません。

インターネットの時代になっても基本的には同じです。医師や医局，疾患専門団体などがしっかりした情報発信をしていますので，昔と比べればかなり楽になったとは思います。しかし，あくまでも医師が説明する情報をインターネット経由で仕入れているだけですので，結局医師頼みです。

また，患者自身が自分の病気のためだけに医学の勉強をするというのは，社会経済上もよいことではありません。

②誰が病気について説明できるのか？

それでは，第三者である誰かに説明してもらえないでしょうか。この場合，まずは自分の治療を行わない他の医師に話を聞くことになります。いわゆるセカンドオピニオンのために他院を受診することで，これは現在でも行われています。しかし，結局は医師に頼ることになります。

もう1つの可能性は医師以外の専門家から意見を聞くことです。では，そのような専門家は存在するのでしょうか？ 少なくとも，そのような職

業は思い当たりません。その理由は、医師法にあります。医師法第17条には「第十七条　医師でなければ、医業をなしてはならない」と規定されています。ここでいう医業とは、医行為を業として行うことと解釈されています。医行為とは「医師の医学的判断および技術をもってするのでなければ人体に危害を及ぼし、または及ぼす虞のある行為」（注：平成17年7月26日 厚生労働省医政局長通知）とされています。もう1つ「業」とは「反復継続の意思を持って行うこと」（注：大審院判決 T5.2.5）です。

したがって、医師以外の者は「医師の医学的判断および技術をもってするのでなければ人体に危害を及ぼし、または及ぼす虞のある行為」を「反復継続の意思をもって行うこと」はできません。すると、条文には何ら制限を設けていないので、患者本人が自分自身に医行為をすることも、形式的には禁止事項となってしまいます（実際は違法性がないため、患者本人が罰せられることはありません）。

それでは、医行為についてもう少し説明します。治療はもちろんですが、知識を使った診断も医行為です。医師以外の者は、この医行為を反復継続の意思をもって行うことはできません。

このように、医学を勉強することは非常に大変なのに、いざその知識を使おうとすると、法律上の制限がかかります。対価をもらえるというレベルの話ではありません。このような状況では、一部の知的好奇心旺盛な人以外は、医師になる目的以外のために必死で医学を勉強するとは思えません。その結果、病気の人にアドバイスを行う専門家は、医師以外には存在しないのです。

しかもこのような専門家が存在しないのは、医師法第17条による「医業の独占」の結果です。「権利あるところ義務あり」なのですから、医師はこの医業独占という特権を与えられている以上、<u>特権の反射的効果として、患者の病状や治療についての説明をする義務がある</u>のです。

(5)「informed」の意味

患者には憲法第13条で保障された自己決定権があり，医療における自己決定権の行使は「IC」という形で行われています。そして，その決定をするための情報，つまり病気の内容，治療法，治療の成功率などの情報を説明する責任は医師にある，ということも理解して頂けたと思います。

逆に言えば，医師が説明責任を果たさない限り，患者は医療における自己決定である同意ができない，つまり「consent」できないということになります。そして医師が説明義務を果たし，患者がこれを理解した状態が「informed」な状態と言えるのです。

患者が治療について同意，つまり医療における自己決定権の行使をしたと言えるには，医師が説明義務を果たし，患者を「informed」な状態にしておかなければならず，その「informed」な状態で行われた患者の選択である「同意」こそが「IC」と呼べるものになります。単に患者が治療に対して同意したからと言ってICとなるわけではありません。

(6) 問題の回答

以上の内容を理解した上で，6頁「2　インフォームドコンセント (informed consent)」で提起した問題を考えてみましょう。

まず「①医師より術前ICを行った」についてです。この使い方は，病院をはじめ，医療界において最も使われている使い方のはずです。講演会で質問をしても，これを間違いだと回答する人はほとんどいませんでした。しかし前述のように，ICはどんな形容詞がつこうとも「同意」という意味を超えることはないのですから，①は間違いです。

次に「③医師が手術後に手術についてICした（術後ICした）」についてです。手術後に，医師は手術の説明を行いますが，患者としては話を聞く

だけで，何ら同意することがないので，これもおかしな使い方になります。

最後に「②ICをしたか確認しておいて下さい（ICしたか聞いておいて）」についてです。これは，一見間違いのようにも思えますが，実際は主語をぼかしており，通常使われているように「医師が」という主語であれば間違いになります。しかし「患者が」とすると，間違いではなくなります。ですから，答えとしては△です。

したがって，①～③に正しいものはなく，②が正しい場合がある，というのが答えとなります。

3　informed consentと「意思能力」

前節でのICの理解をふまえると，例えば，認知症の患者はICを行うことができるのでしょうか？

ICを行うためには，患者が，医師の説明を理解できることが前提となり，さらにその上で判断して，方針に同意・選択を行うことが必要となります。この能力は，まさに事理弁識能力に他なりません。

そのため，初めに診療契約を結ぶ場面に限らず，いったん診療契約を結んだあとであっても，認知症の患者がICを行うことはできないということになります。

それでは，認知症の患者の診療はどのようにすればよいのでしょうか？

認知症等患者の治療をどのように法律上問題なく行うか？

　1章で述べたように，認知症等の意思能力がない患者については，単独では診療契約を結ぶことも，informed consent（IC）をもらうこともできません。しかし，それでは，これらの患者を診療することができないことになります。いくらなんでも，意思能力がない人には医療を受ける権利がないということはありませんから，これを補う手段を考えなければいけません。

　そこで，このような患者の診療の場面において，何をすれば法律上問題なく診療を行うことができるのか，という点について検討していきます。

1　診療契約やinformed consentを行うことができる者

　まず，原則から考えていきます。診療契約やICは誰が行うことができるのでしょうか？

　診療契約を結ぶことができるのは，当然本人です。一方，ICとは医療における自己決定権の行使ですから，こちらも本人自身ということになります。

　それでは，それ以外の人のICは必要でしょうか？　当然ですが，必要ありません。自分の人生は自分だけが決めることができ，その責任も自分自身にありますから，たとえ家族であろうとこの決定を行うことは原則としてできません。

なぜこのような当たり前のことを書くのかと疑問に思われるかもしれませんが，実際の臨床の現場では，この考えが十分浸透していない例が多数みられます。

たとえば，次の事例で考えてみます。どこの病院にもありうる，手術前の光景です。

事例1

患者：72歳女性　初期胃癌
夫：数年前に他界
長男：会社勤めで忙しい
長女：遠方に在住

術前説明のために，患者に加えて家族を呼んでいるのですが，長女は遠方のため来られず，長男も仕事があるため，夜遅くか休日しか来られないと言っています。このような場合に，どうすれば手術のためのICを取得できるのでしょうか？

このような場合，たいていの病院では夜遅くや休日に長男に来てもらい，患者とともに説明を聞いてもらって，手術の承諾を得ていると思います。しかし，ICの性質を考えてみると，ICできるのは原則として本人のみで，家族の同意は不要なのですから，家族に説明する必要はないということになります。つまりこの事例においても，長男には，聞きたければこちらで定めた日時に来て下さい，と伝えるだけでよいのです。

診療契約を結ぶことができるのも，ICを行うことも，原則として家族の意向は関係なく，本人だけしか行うことができないのです。

なお，この長男は日常生活のリズムをほとんど崩さずに，母親の人生にとって大変重要な説明を聞こうとしているのです。母親の手術は日常生活のリズムの中にはありません。手術とは，日常ではないのだということを

わかってもらい，日常のリズムとは異なる行動をとらないといけないということを自覚させるのが，大変良い対応となります。

2 本人に意思能力がない場合の代理意思表示者

ただ，本人に意思能力がない場合，または不十分である場合には，話が違ってきます。その場合には，本人だけでは診療契約を結ぶことも，ICを行うこともできないのです。

それではどうすればよいのか，次の事例を題材にして考えてみます。

事例2

患者：57歳男性　脳梗塞
本例には，妻Aと3人の子ども（B〜D），両親EとFがいます。
本例は脳梗塞が発症し，既に2時間が経過しています。意識状態は良くなく，右半身の麻痺がみられています。
医師は血栓溶解療法（t-PA）の適応があるとみて，説明を行おうと考えています。

この場合は，誰に確認すればよいのでしょうか？

本例は意識状態が悪く，意思表示ができませんから，当然ICも取得できません。通常このような場合，家族の誰かに確認すればよい，とあいまいに考えられがちです。

しかし法律的な観点から，家族に安易に説明することに対し，疑問を感じます。それはなぜでしょうか？

家族の中でも最も本人に近い配偶者と子どもは，存在する限りは当然相続人になるからです。相続人だと何が問題なのでしょうか。相続人とは，

被相続人が死亡すれば，相続財産が入ってくる関係にあります。このような状況では「お金がほしいために被相続人が早く死ぬように意思決定を行う人が出てくるのではないか？」という疑問が出てきます。つまり，相続人の立場は利益相反関係に似ています。

ですから法律的な観点からは，本人に意思能力が失われた場合に，簡単に「家族に代わりにICしてもらえば大丈夫」とは言いにくいのです。

もっとも，現実には家族に聞けば大丈夫なのではないかとの認識から，家族に聞く形をとっていますが，これには問題があるということをご理解頂きたいと思います。ただし，実際のところ答えがあるわけではありません。これだけ書きながらも答えがないという，大変残念な状態が現実です。

一方，「成年後見人がいれば大丈夫なのでは？」という認識をお持ちの方がいらっしゃると思いますが，成年後見人がついているからといって，解決にはなりません。なぜなら，「成年後見人には医療における同意権はない」と考えるのが一般的です。"財産管理人"である成年後見人の大きな役割は，成年被後見人の財産が本人の判断できないところで費消されてしまうことを防ぐために財産を管理し，この状況を裁判所に報告することです。この成年後見人として弁護士等の第三者が選ばれることが多々あります。

仮に，成年後見人に医療における同意権があったとします。医療における同意権があるということは，成年後見人からすれば第三者である成年被後見人の生死を握ることになります。これは，普段，人の生死を見ていない人からすれば相当なストレスです。そして，このような精神的ストレスがあるのであれば，成年後見人にならないという弁護士等が増えてしまいます。これでは成年後見人のなり手が減ってしまいます。

それでも，本事例のような場合，本人の代わりになる人を決めなければならず，この場合，法律的な観点からは「相続人全員」と言わざるをえません。相続人以外には，訴訟を起こしてまで揉めることができないからです。理論的には，誰かのICに基づいて医療行為を行った結果，患者に何

らかの損害が生じて，裁判になりそうな状況の場合，まずは患者に損害賠償請求権が発生し，患者自身が訴訟可能となります。しかし，もし患者が亡くなった場合は，その損害賠償請求権は患者の相続人に相続され，訴訟を提起することが可能となるのです。

　ただ，これを貫くと，やはり問題が生じます。本人の代わりの人を相続人と割り切ることは，法的には合理的です。しかし，「相続人ではない家族」，すなわち，被相続人の両親を無視することになります。被相続人に配偶者と子がいる場合，相続人は配偶者と子で，両親は相続人になれません。配偶者も子も十分齢を取っていて，判断能力が十分な場合なら問題は大きくありません。しかし，たとえば結婚してまだ数年で，子どもはまだ幼子のみという場合，両親は相対的に若く，まだまだ社会的にも現役です。一方，配偶者は若く，社会的な経験が十分ではない上に，子どもとなるとさらに厳しい状況です。ところがこの状況でも，両親はICができません。今までずっと育ててきた息子・娘が，大変な事態になっていても，ICはできないのです。配偶者とともに説明に同席したり，配偶者に意見を言ったりすることくらいしかできません。極論を言えば，両親は無視しても問題ないということなのです。実際に無視すると大変揉めることになりますから，そのような態度は極力避けるべきでしょう。

　このような問題があるとしても，やはりICできるのは相続人という結論は変わりません。この事例の場合，患者の意思能力が失われたのであれば，代わりに意思表示できるのは，配偶者と子（A・B・C・D）ということになり，しかもそのうちの1人ではなく全員のICが必要となるのです。

3 相続人全員でICできるということ

"被相続人が意思能力を失った場合，相続人全員でICできる"ということは，**事例2**の場合，AもBもCもDもICができるということなので，これらの全員に説明をして，理解してもらい，同意を得なければいけないことになります。

繰り返しますが，相続人のうちの1人という意味ではありません。必要なのは「相続人全員のIC」です。その理由は，損害賠償請求権の性質にあります。損害賠償請求権は，金銭債権なので，相続される場合は，A・B・C・Dに相続割合に応じて分割されてしまうというのが現在の最高裁判所判例です（ただし，今後改正されていく可能性が高いため，解釈も変わってくると思います）。すると，この債権を持つ者は誰でも裁判を起こすことができるわけです。1人でも裁判を起こされれば問題ですので，相続人全員のICが必要となるのです。

しかし，現実には相続人それぞれの居住地が離れていたり，大勢いたりするなど，大変な手間と労力がかかります。相続人全員にICすることの大変さはご理解頂けると思います。

4 相続人の意見が割れている場合の処理

「相続人全員のIC」が必要という場面では，相続人の間で意見が一致しないという事態は十分に考えられます。

事例2で言えば，子の1人はt-PAをしてほしいと言い，妻は危険だからと反対した場合などが考えられますが，このような場合にどう対応すればよいのでしょうか？

この場合，誰か1人でもt-PAに賛成しているのだからと，t-PAを行ってもよいのでしょうか。また逆に，反対している人がいるのだから，t-PAを行わないと考えてよいのでしょうか？

　これは予想できると思いますが，そのように考えるのは問題があります。あくまでも「全員のIC」であり，全員の意見が一致していなければいけないのです。もし子の意見を取り入れてt-PAを行ったあと，不幸にも大出血を起こし患者が亡くなったとすると，危険だからとt-PAに反対していた妻は怒ってトラブルに発展するかもしれません。さらに，妻は患者に発生した損害賠償請求権を相続していますから，訴訟まで提起できる権利があります。こうなると，相続人に意見を聞いた意味がなくなります。

　ですから，<u>このように意見が割れている場合には，"ICがないとして扱う"しかないのです</u>。これは，たとえて言うなら，患者の心の中の葛藤が目に見えている状態と考えてもらえれば，理解しやすいと思います。患者はいくら治療を受けるべきだとわかっていても，不安や怖さから治療を受けなくてもいいのではないか？という気持ちも同時に持っています。本人であれば，最終的にはどちらかを選択した上で，言葉としてICを行いますが，これをこのような意見対立の場面に当てはめた場合，相続人各人の葛藤をお互いに表に出して対立している状況と考えられます。

　このように，相続人の間で方針が対立している場面は，心の中に葛藤があり，自身の意見を決められていない状況と言えるため，本人に代わるICが存在しない状態となります。ですから，"ICがないとして扱う"しかないのです。

5 相続人がICできるということは権利ではなく義務の側面が強い

　前述の通り，患者本人に代わってICすることができるのは相続人全員であり，その意見が一致していなければなりません。

　それでは，本人に代わってICできるということが相続人の権利であるとすれば，なんでも自分の意思を押し通すことができるということでしょうか？　次のような事例を考えてみます。

事例 3

患者：72歳女性　中等度アルツハイマー型認知症
夫：既に死亡
子：2人（肉親は子のみ）

中等度アルツハイマー型認知症のため難しい判断はできない状況で，日常生活自立度はB1と，ほとんどのことは自分で可能と判断されている。

本例が腹痛で搬送され，精査の結果腹膜炎で，大腸に穿孔を起こしていると診断された。すぐに手術をしなければならない状況であったが，母親と同居し，普段の生活で認知症のBPSD (behavioral and psychological symptoms of dementia) に手を焼いている子のうちの1人が手術に同意しない。もう1人の子とは連絡がつかない。

　この事例では，手術することはできないのでしょうか？
　理論的には相続人全員の同意があれば，本人の同意に代わる同意が可能になります。しかし，本事例のように手術することが明らかに本人の利益

が大きな場面において，相続人だからといって同意をしないという選択をすることができるのでしょうか？

　本人であればこそ，自己決定として自身のことは自身で決めることができます。一方，相続人はあくまでも代理人ですので，本人であればこう考えるだろうということを，代わりに考えてこれを代弁する立場にすぎません。それも，速やかに行わなければなりません。本人ならすぐできることを，自身の都合で先延ばししたりして，本人に不利益を及ぼしてはならないのです。

　たとえば，弁護士に裁判を委任した場合を考えてみて下さい。弁護士の立場は訴訟代理人です。そして，訴訟について委任された事項について，自己の判断で行動することができます。しかし，その判断の根拠は，あくまでも依頼者の意思です。弁護士自身にどのような思想があり，考えがあるかは問題ではありません。依頼者の気持ちになったら，依頼者はどうしたいのかを考え，弁護士として法律知識を使って依頼者の考えを表現するのです。本人に代わってICできるということは，この状況に近いと考えられます。

　本例は大腸穿孔による腹膜炎であり，腸管の切除と再吻合，さらには腹腔内の十分な洗浄をすることで救命の可能性が十分にあります。これを行わなければ死亡する可能性が高いことから，本人が通常の判断ができる状況であれば手術することを選択すると考えられます。代理人である子どもたちは，相当な理由がない限り，手術を拒否することはできないと考えるべきです。

　当然のことながら，相続人は本人に代わって本人の意思を推定してICを行うことが求められていますから，リビングウィルなどの本人の明確な意思が存在する場合，本人の生前の意思を変更することは，容易にはできません。

3章 informed consentをもらう手段

　2章では本人が意思能力を失った場合，診療契約を結ぶことも，informed consent（IC）をとることもできなくなるので，代わりに相続人全員のICや契約の意思が必要であること，そして相続人全員に説明をし，理解してもらい，同意を得なければいけないという話をしました。

　しかし，そのようなことは実臨床において可能でしょうか？　このような手続きを踏んでいては，医療行為が迅速に行えないため，治療が滞ることが予想されます。さらには，その遅れにより患者自身に具体的な不利益が生じれば，何のために家族の意思を確認しているのかわからず，本末転倒です。

　このような患者の不利益を避けるためにも，家族から迅速に，容易にIC等を取得できる体制を作らなければなりません。つまり，迅速に患者に代わる意思決定を得るために，何か手段を考える必要があります。しかも，その手段は，法律的にも十分根拠のあるものでなければならず，実臨床においても使えるものでなければなりません。

　そこで本章では，患者本人のICに代わって意思決定をする手段を，いくつかご紹介します。

1 医療事項代理人

患者のICに代わり意思決定をする手段として、まずは「医療事項代理人」というものを提案します。

このネーミングから考え方まで、筆者自身の創作ですが、この「医療事項代理人」という考え方はとても有益で、使い勝手もよく、かつ法的な根拠もしっかりしていると思います。

(1) 医療事項代理人とは？

医療事項代理人とは、本人が認知症や意識不明の状態で意思能力を失っている場合に、本人に代わって医療に関する事項（医療事項）についての意思表示をする人のことを指します。つまり、<u>医療事項について本人の代理として意思決定を行うことができる人</u>のことです。

医療事項代理人がいれば、誰に聞けばよいのか？と悩むこともないですし、医療事項代理人の意思表示さえ確認できれば、患者の家族、特に相続人たちがたくさんいたとしても、全員に意見を求める必要がなくなります。

このような人がいてくれたら、医療の現場はかなり合理的になると思いませんか？ この医療事項代理人について理解した上で、各病院、クリニック、介護施設でぜひ利用して頂ければと思います。

(2) 選定の方法

医療事項代理人はどのように選定すればよいのでしょうか？

これはとても簡単です。患者本人に、できるだけ意思能力のあるうちに選んでもらうだけでよいのです（既に意思能力が失われている場合につい

ては，36頁「2 家族代表者の選定」参照）。そしてその選ばれた人の同意を取れば，その人が医療事項代理人となります。その際，医療事項代理人の選定について後から揉めないためにも，選定と同意についてはすべて書面で行ってもらいます。

図1は，既にある病院で使われているものです。A欄には，患者本人が，

医療事項代理人の指定について

どのような治療を受けたいかについては，自分自身で決められるように，何らかの理由で意思決定ができなくなった場合には，自分にどのような治療をすべきか決められる人を，自分自身で決めておくことができます。このように，自分に代わって医療に関する事項につき意思決定を下す人物を医療事項代理人と呼びます。

医療事項代理人を立てることで，治療に関して自分が望む最善の利益を得る可能性が広がります。

☐ **医療事項代理人を指定する**
　　（指定される場合は，医療事項代理人と話し合い、下記の要望書に記載して下さい）

☐ **医療事項代理人を指定しない（患者氏名　　　　　　　　　　　）**

医療事項代理人に関する要望書

　　　　　　　　　　署名日　　　　　年　　　月　　　日　　← A欄

患者ご本人の署名(自筆)：＿＿＿＿＿＿＿＿＿＿＿＿＿＿＿＿＿＿
ご本人が自筆出来ない場合の代筆者　氏名＿＿＿＿＿　続柄（　　　）

私は、意志決定が出来なくなったとき、以下の人を医療事項代理人にします。

医療事項代理人　氏名：＿＿＿＿＿＿＿＿＿　続柄（　　　　）
　　　　　　　　住所：＿＿＿＿＿＿＿＿＿＿＿＿＿＿＿＿＿＿

※ 医療事項代理人記載事項

医療事項代理人の受諾書

患者＿＿＿＿＿＿＿＿＿＿＿が、万が一、意志決定ができない状態になった場合、

医療事項代理人として、病状の説明を聞き、治療法の決定を行うことを承諾します。

　　　　　　　　　　署名日　　　　　年　　　月　　　日　　← B欄

医療事項代理人　氏名：＿＿＿＿＿＿＿＿＿＿＿＿＿＿＿＿
　　　　　　　　住　所：＿＿＿＿＿＿＿＿＿＿＿＿＿＿＿＿
　　　　　　　　電話番号：＿＿＿＿＿＿＿＿＿＿＿＿＿＿

図1 ● 「医療事項代理人の指定について」書面サンプル

自身が意思表示できなくなった場合に誰を医療事項代理人にするのか，その氏名等を記載し，自己の署名を行います。そしてB欄に，医療事項代理人に選ばれた人が，同意する署名をします。

　これによって，AとBの間で「Aが意思能力を失ったときには医療事項についてBがAに代わって意思表示することができる」という内容の契約が成立したことになります。

column

署名と押印は，なぜ必要なのでしょうか？

　同意書を書くときに，署名と押印を求めるケースが多々あります。これにはどんな意味があるのでしょうか？

　法律的には「二段の推定」というものが関わってきます。民事訴訟法第228条4項で「私文書は，本人又はその代理人の署名又は押印があるときは，真正に成立したものと推定する」と規定されていることから，本人の署名や押印があれば，その文書はきちんと本人が作成したものと認められやすくなります。

　ただ，署名の場合はよいのですが，印鑑の場合は誰が押したかわかりません。そこで最高裁判所は「私文書の作成名義人の印影（印鑑を押した跡）が，その名義人の印影によって押印された事実が確定された場合，反証がない限りその印影は本人の意思に基づいて押印されたものと事実上推定され文書全体の真正が推定される」としました（最高裁昭和39年5月12日判決）。つまり，書類に残っている印鑑の跡が，本人の持っていた印鑑を使って押されたものであれば，「本人が押そうと思って押したと，とりあえず認定しますよ。その結果，民訴法228条4項により，その文書は，本人がきちんと作成したものと推定しますよ」というルールを作ったのです。

　その結果，本人の署名か本人の印鑑を使った押印があれば，その文書自

体が本人の意思で作ったものであると，法律上は推定されることになりました。

ここでいう印鑑とは，実印でなければならないということはありません。しかし，本人の印鑑だと証明するのは非常に困難ですので，基本的には印鑑証明を付けられる実印が利用されるのです。正直なところ，浸透印（シヤチハタ®）は当然論外として，三文判ではその証明はとても大変です。

では，もう一度ルールを見直してみて下さい。求められるのは「署名」か「押印」です。「署名」かつ「押印」ではありません。そうであるのに，病院に限らず，お役所ですら，書類に名前を書かせるとき，署名させ，さらには押印まで求めていますよね。この行為は，二重に同じことを行わせているだけになります。それでも慎重という点ではまだ意味があるのですが「三文判でもよいですから押印をして下さい」という要求は，とりあえず形式を整えるだけの無意味な行動と言えます。

したがって，署名ができるのであれば，署名が一番です。印鑑を押してもらうなら，それが本人のものかを証明する資料を添付してもらいましょう。

(3) 医療事項代理人の法的根拠

前述の通り，「医療事項代理人」という制度は筆者の創作した考え方です。こう書いてしまうと，この考えに則ってしまって，法律的に大丈夫なものなのか？　という疑問が出てくると思います。そこで，医療事項代理人制度の法律的な根拠について解説します。

医療事項代理人制度の説明の前に，6頁「1章-2　インフォームドコンセント（informed consent）」について思い出して下さい。ICとは，医療における自己決定権の行使です。医療においてどのような治療等を受けるか受けないか，を自分で決めるということです。

それでは，自分自身が意思能力を失った場合，どうしたらよいでしょうか？　リビングウィルとして，既に文書で自己決定をしていれば，それに従って治療をしてもらえればよいのですが，事前に取り決めた事態だけが起こるわけではありません。その場合，相続人らでどうするかを決めることになるのでしょうが，それだと自身の自己決定とは異なった判断がされかねません。

　このようなとき，どうすれば自己決定に近い判断がなされるのでしょうか？　自分のことをよくわかってくれる誰かにそのあとの判断を頼むことができれば，自分の意思と近い判断を下してくれるかもしれません。また，自分の判断がはっきり決まっていなくても，自分のことをしっかり考えてくれるかもしれません。自分が意思能力を失ったとき，このような信頼できる誰かに判断してもらいたいと思いませんか？　そのために，誰に判断してもらいたいか，自分で決めたいと思いませんか？

　それは当然できるのです。自己決定権ですから，自分自身に関することであれば，他の人の権利を侵害しない限り，自由に決められるのです。自分が意思能力を失ったときに，誰に自分の治療方針を決めてもらうかも，当然自分で決められるのです。この意思能力を失った人から，事前に任された人こそが医療事項代理人になります。

　現在，厚生労働省「人生の最終段階における医療の普及・啓発の在り方に関する検討会」で検討されているアドバンス・ケア・プランニング：ACP（今後の治療・療養について患者・家族と医療従事者があらかじめ話し合う自発的なプロセス）も同様の考え方です。

　以上の通り，医療事項代理人という制度は，日本国憲法第13条によって認められている自己決定権を，法律的な根拠としています。

column

自己決定権について

　たとえば，宗教上の理由で輸血は絶対嫌だと考える人が，医師の説明の結果，手術は受けるが，どんなことがあっても輸血は拒否するというinformed consentを行ったとします。たとえ手術中に大出血が起こり，輸血をすれば助かる可能性が高いという場合でも，輸血をすることはこの人の自己決定権の侵害になり，慰謝料請求が認められます。これが，最高裁判所で争われた，いわゆる「エホバの証人輸血拒否事件」（損害賠償請求事件最高裁判所　平成10年（オ）第1081号，第1082号平成12年2月29日　第3小法廷　判決）です。医師としては，輸血をすれば助かる命なら輸血しないなど考えられないという価値観に基づいて輸血を行ったと思われますが，それこそ価値観の押し付けになるのです。その価値観の押し付けに対して，慰謝料請求が認められたのでした。その患者にとっては，輸血されることは死ぬことよりもつらいことだったのです。

　とは言っても，自己決定権というものは，単に何をするのも自由であるというものではありません。決めた以上は，責任を伴います。輸血拒否事件の場合だと，輸血していれば助かった場合には，たとえ本人が死亡しようとも，誰の責任も問えません。その責任は，自分自身にあるのです。

　また，医師の「自分の手術中に，助けられる患者を見殺しになどできない」という価値観も当然保護されます。そういう価値観があるなら，そのことをきちんと説明し，自分から治療を受けるかどうかを決めてもらえばよいのです。この「エホバの証人輸血拒否事件」では，その説明が十分でなかったため，患者の方も輸血される可能性を考えておらず，問題が起きたのです。

(4) 医療事項代理人ができること

　医療事項代理人に選定されたら，どのようなことができるのでしょうか？　基本的には，医療に関する事項の決定については，本人に代わってなんでも行うことが可能です。そのため，医療機関側としては，誰からICを取ればよいかが明確になります。つまり，長年連れ添った配偶者が選ばれれば，その配偶者だけに説明して，どうしたいかを聞けばよい，ということになります。医療事項代理人に説明をして，理解してもらい，同意を得られれば，ICをもらったと言えるので，相続人ら全員に同様の手続きを行うよりも，かなり業務が簡略化され負担が減ります。

　患者本人側から見ても，意思決定者が減ることになるので，迅速にICを行うことができますし，本人の気持ちを一番理解しているであろう人の意見が重要とされますので，本人の意思を汲んだ意見が採用されやすく，しかも医療が遅延しないというメリットがあります。

　ただ，注意が必要なのは，なんでも本人に代わってできると言っても，前述の相続人らと同じく代理人である以上，本人の意思に明確に反することはできません。具体的には，医療事項代理人に選ばれた人が「私は尊厳死には反対だ」という明確な意思があったとしても，本人が尊厳死を明確に希望している場合，これを選択しなければならない，と考えるべきです。これは，代理人という名前にある通り，立場はあくまでも患者本人になり代わって，患者の意思の代理を行う人だからです。

　たとえば，殺人被害者の遺族から依頼を受けた弁護士が，刑事裁判への被害者参加制度を使って裁判に参加したとします。この際，その遺族が「犯人を死刑にしてほしい」という意思を明確に打ち出していたならば，この弁護人（弁護士は刑事手続きでは「弁護人」，民事手続きでは「代理人」と呼ばれます）は，たとえ自身に「死刑反対」の信条があったとしても，死刑が相当であるとの意見を述べなければならないのです。それが嫌なら，弁

護人を降りるしかありません。弁護人は，自分自身の自己実現のために存在しているのではなく，あくまでも法律に詳しくない依頼者に代わって，法廷での口になっているにすぎないからです（依頼者を説得してはいけないとか，依頼者の言うままに述べなければいけないというわけではありません。依頼者の行為・発言が法律上不利になる場合に，法律的観点を加えて，行為・発言を修正することは許されます）。

(5) 誰が医療事項代理人になることができるか？

これはとても重要な問題ですが，答えはとても簡単です。当然ですが，基本的に誰でもなれます。患者本人が選べば誰でもかまいません。ただし，やはり成年被後見人や被保佐人のような，そもそも意思能力自体に問題がある人については，議論が必要です。本人がそれでよいということなら，全否定もできませんが，意思の確認が難しく，選定の意味がない場合が多いからです。

このことにはとても重要な意味があります。医療事項代理人に誰を選んでもよいということは，家族でなくてもよいということです。そうなると，家族がいなくても医療事項代理人を選べることになりますので，独り身の人も困りません。家族がいたとしても，遠縁で相談できない場合などにも適用できます。法律婚をしていない内縁の妻・夫の問題も関係なく，解決できます。まさに，現代社会に適した制度だと言えます。

> column

実際に医療事項代理人が必要となった事例

　この事例は，50代女性Ａさんの電話による相談から始まりました。どこかの講演会で，医療事項代理人の話を聞いて下さった方でした。

　実際の相談内容は，以下の通りです。

　今，Ｂさんと内縁関係にあり，既に30年間一緒に暮らしています。Ｂさんは，Ｃさんと結婚していましたが，日常生活が嫌になり，30年以上前に家族を捨てて家を出ました。その後，Ａさんと出会い，一緒に暮らすようになりました。

　ところが，5年前にＢさんが突然脳梗塞を発症し，病院に搬送されました。ここで法律上の配偶者であるＣさんの知るところとなります。Ｃさんは，Ｂさんが家庭を捨てたことに相当な怒りを覚えていましたが，死んだと思っていたためその気持ちもなくなっていました。ところが，Ｂさんが生きていることがわかったため，何が何だかわからない状況となり，しかもＢさんがＡさんと同棲していることを知り，忘れていたＢさんに対する怒りを思い出し，さらにはＡさんに対しても嫉妬なのか憎しみなのかわからないような感情が出てきました。

　そのため，ＣさんはＢさんが退院するときに，Ａさんのもとにへさんを返したくなくなり，Ｂさんを自宅に引き取りました。かといって，30年間も家庭を捨てて出て行っていた配偶者に対して，怒りと憎しみ以外の感情は生まれず，リハビリ等にまったく協力しませんでした。そのためか，Ｂさんは満足に歩くこともできず，社会復帰なども難しい状況が続きました。

　そこで，これを見かねたＢさんの妹Ｄさんが，最終的にＢさんをＡさんのもとに連れて行きました。Ａさんの献身的な介護のおかげでＢさんはリハビリを頑張り，見事社会復帰を果たしました。

　その後，Ｂさんには不整脈があることがわかり，カテーテルアブレーション治療を受けることを決めましたが，何かあったときに，再びＣさん

の元に戻されるのではないかと不安になりました。

　この事態を避けるため，Ａさんにより冒頭の電話相談が行われました。

　この事例に対しては，医療事項代理人を選定するのが一番だと考えましたが，単に選んだだけでは行った先の病院が対応してくれない場合も想定されるため，公正証書を作り，誰が見ても権威がある文書であることがわかるようにしました。これにより，どの病院に行っても，この書面に反することはできないと考えました。

　この事例では，Ｃさんの気持ちはよくわかりますし，ＡさんやＢさんの気持ちもよくわかります。社会倫理的には，Ｃさんが最も同情される立場であると考えられます。しかし，Ｂさんがどんなに社会倫理的に不道徳であろうと，自身に行われる治療が自身の望まない形で行われることを許容すべきとする理由にはなりません。Ｂさんの社会倫理的不道徳については，Ｃさんが慰謝料請求という損害賠償請求を行うべき内容です。そのため，この事例での治療についての対応は，Ｂさんの意思を優先して考えなければなりません。

(6) 医療事項代理人が選定できない場合

　といっても，この制度も万能というわけではありません。誰でも利用でき，誰を選ぶこともできるのですが，医療事項代理人の制度を使えない場合もあります。

　それは，既に本人に意思能力がなくなっているときです。この場合，医療事項代理人の選定自体が無効となりかねません。当然，軽度の認知症があるからといって，すぐに制度を使えなくなるというわけではありません。

　特に他人を選ぶ場合になればなるほど，高い意思能力が必要になると考えたほうがよいでしょう。

2 家族代表者の選定

　次に，患者が意思能力を失った後にICの対象を減らす方法として，家族代表者の選定という方法が考えられます。この方法は，各病院でそれなりに使われている手段を少し発展させただけなのですが，そのひと手間がかなり重要です。

　その手段とは「キーパーソン」です。おそらく，各病院が「キーパーソン」を選定して，その人を中心に物事を進めていると思います。しかし，その人に聞いて治療方針を決めたとして，それは患者のICに代わる意思表示と言えるのでしょうか？　何か法律的な根拠はあるのでしょうか？　確かに，いつも病院に来てくれていて，話す機会も多く，説明もしやすい相手が選ばれると思いますので，病院にとってはとても便利です。しかし，選ばれた「キーパーソン」が法律的根拠のないものであったら，いくら便利でも何の意味もありません。

　かといって，これは現在実際に使用されている制度であり，患者のためにもこのような迅速な意思決定は必要です。そこでこの「キーパーソン」という制度を利用しながら，法律的にも意味のある制度ができないかと考え，「家族代表者」という制度を提案します。

(1) 家族代表者の意味とその選定方法

　家族代表者とは，簡単に言えば，家族，特に患者に代わってICができる相続人を代表して，意思表示を行うことができる人のことを言います。選定方法もそれほど難しくはなく，今まで「キーパーソン」を病院が選んでいたのを，患者家族から代表者を立ててもらい，その意思表示を，書面で行ってもらうだけです。手続きとしても簡単です。図2のような書面を渡して

```
┌─────────────────────────────────────────────────────────┐
│              家族代表者の選定についての報告                │
│                                                         │
│   家族で話し合った結果、患者＿＿＿＿＿＿＿＿（  年 月 日生）に医療行為│
│  が必要となった際に、患者本人の意思表示に代わって、私が家族を代表して意思表示を行うこ│
│  ととなりました。                                        │
│   私の立場は、あくまでも患者本人を代理するものであり、私の思いではなく本人の意思を優│
│  先させること、本人の意思が明確ではない場合でも、本人の利益を考えて本人の意思に近いと│
│  考えられることを選択すること、は理解しています。        │
│   さらに、患者本人に医療行為をする場合、本人の利益を考え、迅速に、又は適切な期間で│
│  意思表示を行います。これを行わない場合にはネグレクトになりうること、さらには本人の利益│
│  にならないため、本人の代理人の立場にふさわしくないため、私以外の者に意見を聞くことになる│
│  ことも理解しました。                                    │
│   また、あくまでも家族を代表して患者本人の意思表示の代理をする者であり、私自身が受け│
│  た説明などは家族にもきちんと説明いたします。            │
│   以上のとおり、貴院に対し報告します。                  │
│                                                         │
│                       署名日    年   月   日             │
│       家族代表者 氏名：＿＿＿＿＿＿＿＿＿＿＿＿         │
│            住  所：＿＿＿＿＿＿＿＿＿＿＿＿＿＿         │
│            電話番号：＿＿＿＿＿＿＿＿＿＿＿＿＿         │
└─────────────────────────────────────────────────────────┘
```

図2 ●「家族代表者の選定についての報告」書面サンプル

　家族で話し合ってもらい，代表を立て，書面を提出してもらうだけです。
　大事なのは，代表選定の決定に相続人全員が関わっている必要があることです。しかし，それは病院には関知できないと思われるはずです。そもそも，相続人が誰かさえわからないのですから。では，どうすればよいのでしょうか？
　しかし，これはそんなに難しいことではありません。病院は裁判所ではないのですから，家族の話をそのまま信じても問題ありません。実際に家族で話し合ったかどうかは不明でも，書面の提出がある以上，それを信じてよいことになります。仮に，後で別の家族から異議が出されたら，そのときに対応するということでよいのです。
　では，遠くに在住する家族が家族代表者になろうとする場合の対処方法を考えてみます。たとえば，奈良県に在住し，奈良県の病院に入院中の患

者がいたとします。同一市内に患者の長女が住んでおり，東京都に長男がいたとします。長男が家族代表者になると言い出した場合，どのように対処したらよいでしょうか？

　この場合，長男が家族代表者になるとICをもらうための説明をするのが遅れることになりかねません。これは患者本人にとって，大変な不利益です。患者に代わってICできるということは，権利ではなく義務であり，これを迅速に実行せずに患者が不利益になるのであれば，その選ばれた人は代理人として不適格ということになります。

　そもそも，患者の代わりにICできる者は，あくまでも患者の利益を思って意思表示を行う義務があり，それも，患者の不利益にならないように迅速に行わなければなりません。それができないなら，基本的にはその立場を辞することが求められます。

　まずは，このことを代表者になる人に十分に理解してもらいましょう。代表者を届け出る際に，家族代表者とは何か，患者に代わってICすることの意味，そのために説明を受けに来なければならないことなど，様々な負担を伴う行為であることを認識してもらわなければいけません。そして，それをしない，もしくは遅らせることがあれば，基本的には辞任するか，または何もしないのであれば患者自身を家に引き取ってもらうしかありません。

　いきなり，患者を引き取るというところまで書きましたが，この理由は明確です。患者の治療等についてICがないという状況は，病院にとって何もできないことを意味します。するとその間，何もしないままに入院させていることになります。患者の代わりにICできる者の怠慢によって保険診療で無駄な医療費が発生する事態は，基本的には容認できません。ですから，このような場合には退院することになることも，明記しておくべきだと考えます（治療の必要があるから，入院の必要があると判断されるのであり，その前提がない以上，退院しなければならないことは自明です）。

(2) 家族代表者制度の法的根拠

　それでは，この家族代表者制度の法律上の根拠は何でしょうか？　基本的には，「契約自由の原則」というものがあります。契約自由の原則とは「人が社会生活を営んでいるときに行う契約は，公の秩序や強行法規に反しない限り，当事者が自由に締結できる」というものです。この家族代表者に誰が就任するかについても，各相続人が，家族代表者になろうとする者との間で，委任契約のような形の無名契約を締結していると考えることができます。

　もう1つ，似たような制度として，民事訴訟における「選定当事者」というものが挙げられます。選定当事者とは，かなり簡略化して説明すると，民事訴訟において原告が多数いる場合に，代表者を選んで，その代表者が全員を代表して訴訟ができるというものです。訴訟においても，このような代表が認められますので，手続きが厳格ではない日常生活上のことであれば，問題なく認められると考えられます。

(3) 家族代表者制度の利点と限界

　この制度の最大の利点は，本人が意思能力を失った後でも，利用することができる点です。現在既に認知症等で意思能力を失っている人についても，この制度は利用可能です。

　ただ，当然ですが，この制度にも限界や欠点があります。限界とは，代理人としての性格上，医療事項代理人の場合と同じく，本人の意思が十分推定される場合に，本人の意思に反したICはできないということが挙げられます。

　また，選定当事者の考えを前提とすると，家族代表者になれるのは相続人であると考えるのが自然ですから，事実上の限界として，なれる者は家

族，特に相続人に制限されると思ったほうがよいでしょう。そうなると，身寄りのない方などには使えない制度となります。

3 多職種による話し合い（多職種会議）での決定

　多職種会議とは，誰も決定できない場合や，そもそも決定する人がいない場合に，臨時的に行う話し合いのことを言います。各病院には倫理委員会があると思いますが，ここに諮るには相当な時間と手間が必要なので，日常臨床上の決定の場面には不向きな機関です。そう考えると，<u>臨床現場における方針決定には，多職種会議のほうが適している</u>と考えられます。

　誰も決める人がいない場合でも，患者の病状は存在するのですから，誰かが決めないといけません。しかし，決めるということは，何らかの結果が生じることですから，そこには責任も発生しえます。すると皆が尻込みし，結果として患者にとって不利益な状況が続くことになります。これはネグレクトとも言える状況です。ですから，責任を回避すべく何も決めないというのではなく，むしろ責任問題に発展しないように何をするのかを決めるというのが，最も適切な考え方になります。とはいえ，1人で決定すると，決定したことに対する責任が1人にのしかかりますので，この負担を何人かで分担するのです。

(1) 多職種会議の行い方

　患者の病状をよく把握している主治医，患者の訴え等をよく把握している担当看護師，さらには，ケアマネージャー等が存在していれば，本人の代弁的立場として会議に加わるなど，様々な職種が参加して話し合いを行い，今後の方針等を決定していきます。これによって，治療・看護・介護

などの面から，様々な意見が出され，患者にとって最良の治療方針が決定できることになります。

また，この会議には専門家のみが参加できるという縛りはありません。家族代表者になっていなくても，患者の家族を入れてもよいし，内縁の妻・夫を入れるのもよいし，かかりつけの医師や看護師を入れることも可能です。患者の意思をよく知る人たちを入れることで，できる限り患者の意思を反映するものになれば，より会議の意味が出てきますので，積極的に参加してもらえばよいと考えます。

さらに，場合によっては，救急搬送の場面のように，医師のみという同種の職種のみで方針決定しなければならないこともありますが，これも多職種会議の一種と考えてよいと思います。

(2) 多職種会議の法的根拠

多職種会議の法律上の根拠については，民法第697条から702条に規定されている「事務管理」があります。事務管理とは「法律上の義務がないのに，他人のために他人の事務（他人がやるべきこと）の管理を行うこと」です。簡単に言うと，「法律上しなければいけないわけではないのに，他人がやらなければならない事柄を，代わりにやってあげること」という感じでしょうか。

入院や通院についての診療契約では，任されたであろう一定の検査や治療以上のことを行うにはICが必要となりますが，それ以上となると，きちんとICがなされない限り，何もできませんし，する義務もありません。そうすると，多職種会議でICに代わる方針決定を行うことは，法律上何ら義務がない事項ですが，行わないと患者本人の不利益になるのを避けるために行うとはいえ，事務管理の精神がそのまま当てはまります。

この多職種会議を行う状況とは，例えば前述のようなネグレクトとも言

える状況で，これにより何らかの問題が生じれば，保護責任者遺棄罪等に問われる可能性もありえます。

このような事態を避けるため，何もしないでいるよりは，患者のためを考えて，皆で一番良いと思われる結論を出すことは，法律上の権限がなくても，何ら責められることではないはずです。

(3) 多職種会議を行う場面

①患者に身寄りがなく，既に意思能力を失っている場合

一番多いのはこの場合で，当然誰も患者のためにICを行えませんから，方針決定の場面から看取りの場面まで，すべてにおいて話し合いによる決定が求められうる可能性があります。

ただ，ここで勘違いしてはいけないのが，身寄りがなかろうとも，患者の意思能力が失われていないうちに患者の意思をしっかり聞いておけば，多職種会議を行う必要はないということです。あるいは，多職種会議における方針の方向付けが患者本人の意思で可能となったりするので，ただ坐して意思能力が失われるのを待つという選択は控えます。

②救急搬送の場合

搬送されてきたときに，家族が同乗していればよいですが，同乗しておらず，連絡も取れず，患者の意思も確認できない場合です。しかし治療は行わなければいけません。この場合，その場にいる医師・看護師等で話し合いを行うことになります。といっても，多職種会議を開く時間もない場合には，医師1人で決定することもやむをえません。ただ，できれば，少なくとも他の医師とでもいいので，相談して方針を決定すれば，責任を問われにくくなると考えます。

③家族もいて連絡もつくのに，誰もinformed consentを行わない場合

①に続いて，おそらく多くなると思われるのがこの場合です。待てるな

らよいのですが，待つことができない場合，何もしないということは患者の不利益になりますから，多職種会議により決めることになると思われます。ただ，この場合の方針は，基本的には消極的なものにならざるをえないことが予想されます。

たとえば次のような事例です。

事例1

患者：93歳男性　認知症

認知症で，自身の意思をはっきりと表示できない。歩行はできていた。突然の胸痛の後，意識を失っているところを発見され，救急搬送された。家族の話から，心筋梗塞を起こして4時間程度と考えられた。心電図上は下壁梗塞だったが，胸部CT・X線検査では，冠動脈を含め血管の石灰化が強かった。医師は緊急でPCI（経皮的冠動脈形成術）をすべきと考えて家族に説明したが，家族はリスクを考えて決断できないでいる。

このような場合，医師・看護師らの多職種会議を行ったとしても「PCIを行う」という決定は行いにくいはずです。患者のことを考えれば，このまま放置して心不全による死亡や，良くても寝たきり状態にするよりも，PCIにより歩行ができるまでに改善させるほうがよいと考えられますが，家族が決断できない以上，医療側で積極的な方針をとることは，失敗時の責任を負うことになるため，なかなか決断しにくいところです。

しかし，このように患者をいわば置き去りにしたままで，本当によいのでしょうか？　確かにリスクはありますが，明らかに「リスク＜＜治療のメリット」である場合に，家族が決断しないからといって消極的治療しか行わないことは，正しいのでしょうか？

非常に疑問が大きいところですが，現在の法制度ではこの点は解決でき

ない問題と考えられます。歯がゆくても，消極的判断のみで我慢せざるをえないのが現状と言えます。

検討事例～理解を深めるための事例集

　1～3章にわたってinformed consent（IC）や説明義務，さらには意思能力を失った場合の対処法などを検討してきましたが，理論的な話が多く，具体的な臨床の場面においてはどのように考えるのか，なかなかイメージしにくいかもしれません。

　そこで本章では，臨床現場で実際に起こったよくある事例を紹介し（プライバシーに配慮し，実際の事例を再構成しています），自己決定と意思能力の関係をどのように考えて各事例を解決するかを検討していきます。

　まずICとは具体的にどのような権利なのかを認知症ではない患者さんの事例で考えてみて下さい。その後，認知症患者さんが1人で来院した場合や，家族はいるが連絡が取れない場合，さらに内縁関係の人がいる場合について，誰が代わりにICできるのか理解を深めてもらいます。

事例 1

　63歳の男性が，糖尿病の治療のため1年以上受診を続けています。SU剤1錠投与のみでHbA1cは7.0台で推移していました。ところが8月の採血で7.2であったのに，翌年1月には9.0まで上昇していました。

　そのため担当医師は，現在の処方ではコントロールできないと考え，患者にSU剤の増量か他剤を追加する必要があることを説明しました。ところが患者は，いくら説得しても「増量も追加も嫌だ」と

の一点張りで聞き入れようとはしません。この場合にはどうしたらよいのでしょうか？

〈考え方〉

まず，薬の増量や追加が可能かどうかですが，結論としては「できません」。IC を理解していると当然の帰結となります。

IC とは，医療における患者の自己決定権の行使です。自己決定権とは，自分自身に行われる治療については自分自身で決め，その責任も自分で負うということです。しかし，すべての患者が医学的合理性のある判断をするわけではありません。この事例の患者は，糖尿病の悪化よりも「増量も追加もしない」という選択をしたのですから，「増量も追加もしない」ということが自己決定権の行使なのです。

ただ「informed」な状態にしていなければ「informed consent」とは言えません。つまり「増量も追加もしない」という自己決定をする前提として，薬を増量も追加もしなければ糖尿病が悪化すること，糖尿病が悪化したら目が見えにくくなったり，腎機能が悪くなったりする等の様々な合併症が生じうること，添付文書の注意事項にも反することなどを説明して，理解させておかなければなりません。

事例1のような処方変更が必要な場合に，本人が増量や追加に対して何も言わない場合はどう考えるべきでしょうか？

事例2

73歳男性で，中等度認知症のため医学的な説明自体が理解できない状態です。高血圧の管理でアンジオテンシンⅡ受容体拮抗薬（ARB）を投与されながら，10年ほど受診を続けています。本日は介護ヘルパーとともに来院しました。

家庭血圧が150台からこの数カ月で170台になってきています

が，薬はきちんと飲んでいる様子，との情報は得られています。担当医師としては，カルシウム拮抗薬を追加したいと考えていますが，患者は説明を理解できない状況です。

この場合，処方の追加は可能でしょうか？

〈考え方〉

本事例では，既に治療は始まっていますので診療契約は結んでいますが，患者自身がICできない状態です。

この状況でまず問題になるのが，「診療契約は継続できるのか？」という点ですが，問題なく契約は継続すると考えてよいと思います。患者と医療法人や医師個人との間で締結された診療契約は，準委任契約とされています。準委任契約とは「（法律行為以外の）事務の遂行を委託するもの」で，法律事務の遂行を委任する委任契約と同種の契約です。委任契約の代表例が，弁護士に訴訟代理の依頼をすることですが，医師に治療を任せるのは，治療という法律行為以外の事実行為を依頼することですから，準委任契約ということになります（4頁参照）。

それでは，相手の意思能力が失われた場合，この準委任契約はどうなるのでしょうか？　民法第653条には，委任契約の終了事由が書かれています。

民法

第六百五十三条　委任は，次に掲げる事由によって終了する。

一　委任者又は受任者の死亡

二　委任者又は受任者が破産手続開始の決定を受けたこと。

三　受任者が後見開始の審判を受けたこと。

委任契約が終了するのは，委任者または受任者が死亡または破産手続き開始の決定を受けた場合がまず挙げられています。その次に挙げられてい

るのが「受任者(医療側)が」後見開始の審判を受けた場合です。このことから「委任者(患者)が」後見開始の決定という意思能力が失われた状態になっても，委任契約は当然には終了しないことになります。よって，診療契約は継続します。

　次に，患者の同意のないままの処方変更が可能か？ という問題です。前述の通り，患者が認知症となって意思能力を失ったとしても契約は終了しませんから，受任者は民法第644条により「委任の本旨に従い，善良な管理者の注意をもって，委任事務を処理する義務を負う」ことになります。本事例の場合「委任の本旨」とは「血圧を適切に管理すること」ですから，契約上の義務として血圧の適切な管理のために「適切に」降圧薬の調整を行わなければなりません。

　この点については，副作用の危険があり「勝手に変更はできないのではないか？」という疑問が出てくると思います。確かに，重大な副作用がありうる危険性の高い薬への変更や，非常に高価な薬への変更については，新たなICが必要になると考えますが，「適切な」変更については，委任者の同意がなくてもできると考えるべきです。

　なぜならば，それが委任者である患者にとって最も利益があるからです。考えてみて下さい。認知症になってしまったとき，誰も判断しなければ「適切な」治療すら満足に受けられないということでよいのでしょうか？　私自身でしたら医師として，また法律家としてもこのような結論を許容できません。新たな投薬も可能であると考えます。

　ただし，その範囲には制限があります。「適切な」治療が許されるのであって，それ以外の治療についてはやはり許されないと考えます。それでは「適切な」治療とは何でしょうか？　これについては一般に行われている治療，たとえばしっかりとした団体の作成したガイドラインに基づく治療，というところではないかと考えます。独自の治療であったり，自身の信条に基づく治療などは論外です。

事例3

初診の中等度の認知症患者が，全身倦怠感を主訴に来院しました。診察の結果，38℃の発熱と咽頭の発赤を認めました。ただし，肺音はクリアであり，胸部X線でも肺炎像はみられませんでした。そこで，上気道炎と診断し，対症療法を行いました。
この患者を診療することに，何か問題はあるでしょうか？

〈考え方〉

　この患者は，中等度認知症の患者です。中等度認知症であるとすると，意思の疎通が難しくなり，新しいことが覚えられず，昔の記憶もあいまいになってきています。そうなると，診療契約の前提となる意思能力がないのではないかと考えられます。つまり，診療契約がそもそも成立していない可能性が考えられるわけです。

　その場合，何が問題でしょうか？　まず，契約が成立していない以上，診療の対価の請求が大変面倒になります。できるとすれば，「事務管理」（41頁参照）として最低限の費用請求のみになります。

　ただ，問題はそのような民事上の問題ではありません。契約が成立せず，的確な同意がない場合，傷害罪に問われる可能性すら出てきます。日本の刑法では，人の生理的機能を傷害した場合にも傷害罪が成立しますが（最高裁判所昭和32年4月23日判決より），薬は人の生理的機能に影響を与えてこれを変更するもので，それこそが薬としての役割なので，投薬することは傷害することと同義となります。そして，日本の刑法の学説では，医師が傷害罪に問われないのは，患者の同意により違法性がなくなるためだと考えられており（違法性阻却事由に該当するということで，違法性阻却されると考えることになります。これについては個人的にはそもそも違法行為ではないと考えるべきだと思います），この同意やその前提となる診療契約が成立しない場合，違法性阻却事由がないとして傷害罪に問

われかねません。

　一方，これを患者の側から考えてみて下さい。患者はしんどいということで，わざわざ来院し，実際に38℃の発熱があるのです。この状況で，契約が成立しないからといって帰宅させるような非人道的なことは，医師として認めることはできないでしょう。

　これらのことからも，診療契約を成立させなくてはいけません。では，どうすれば契約は成立していると言うことができるのでしょうか？

column

業務上過失傷害罪に問われる？！

　医療関係者，特に医師と看護師は，常に業務上過失傷害罪の恐怖に曝されています。軽度の過失であっても，さらには過失はなくとも過失をしたらどうなるのだろうと，常に内心びくびくしています。実際に注射の際に神経に当たったと警察に訴える人もいるのです。軽度の過失に対して，警察組織や検察官もこんなことで動かないと司法関係者は言うでしょうが，警察組織や検察官の裁量に委ねられている時点で，まったく説得力がありません。

　院内感染が起こった病院に警察が捜査に入ったこともあります（2010年，帝京大学医学部附属病院，多剤耐性アシネトバクターによる院内感染）。傷害罪に問わないというのであれば，最初から業務上過失傷害・致死罪の構成要件に当たらないとするのが筋です。裁判官が判決で失敗した場合に何か罪に問われる状況を想像して下さい。弁護士が準備書面等で間違いを犯したときに罪に問われることを想像すれば，医療行為等を行う医療関係者の心労がわかるというものです。

基本的に，意思能力を欠く者がした法律行為は無効であるとされています（大審院明治38年5月11日判決）。一方で民法第9条には，定型的な意思無能力者である成年被後見人について，次のように書かれています。

> （成年被後見人の法律行為）
> 民法
> 第九条
> 成年被後見人の法律行為は，取り消すことができる。ただし，日用品の購入その他日常生活に関する行為については，この限りでない。

　成年被後見人とは「精神上の障害により事理を弁識する能力を欠く常況にある」ために，家庭裁判所により後見開始の審判を受けた者のことを言います（民法第7条）。つまり，精神上の障害によって事理弁識能力がないと家庭裁判所に判断された人の行為は，取り消すことができるのが原則です。上記の大審院の判決の考え方と同じです。

　ここで，例外の規定として「ただし，日用品の購入その他日常生活に関する行為については，この限りではない」と書かれています。この例外規定はどのような趣旨で記載されたものでしょうか？　この例外規定は，民法第761条の「日常の家事に関する法律行為」の範囲に関する判例（最高裁判所昭和44年12月18日第一小法廷判決）の解釈と同様「本人が生活を営む上において通常必要な法律行為」を指すものと解されています。そして，この規定が置かれているのは「この例外を認めておかないと，成年被後見人が日用品の取引すら拒否される恐れがあるから」（佐久間毅『民法の基礎1 総則（第3版）』，有斐閣，2008, p.92）と考えられています。

　たとえば，成年被後見人であるAさんは，空腹のためパンを買おうとします。パン屋の店員はAさんの認知症が重度であることは話をしてすぐわかったものの，空腹であることに同情し，さらにお金も持っていることか

らパンを売りました。Ａさんはパンをすぐに食べ，包装袋は自分のカバンの中に入れました。この後，成年後見人がやってきて，Ａさんの法律行為は取り消すことができるので取り消しますと言ったらどうなるでしょうか？

　例外規定がなければ売買契約は取り消されますから，初めからなかったことになります。その場合，互いに元に戻す行動をとらなければいけません。店員はパンの代金を返還し，Ａさんはパンを返さないといけなくなります。ところが，既にパンはお腹の中です。この場合どう考えるのかと言えば，民法第121条には「制限行為能力者は，その行為によって現に利益を受けている限度において返還の義務を負う」とされています。「現に利益を受けている限度」とは「取得した財産が原形，または形を変えて残存している場合に，それを限度」ということですから，簡単に言うと，現在手元に残っている袋だけを返せばよいことになります。袋に価値がないと考えると，袋すら返さなくてよく，当然パンを返す必要はありません。

（取消しの効果）
民法
第百二十一条
取り消された行為は，初めから無効であったものとみなす。ただし，制限行為能力者は，その行為によって現に利益を受けている限度において，返還の義務を負う。

　さて，法律的な結論を見てからパン屋の立場で考えた場合，Ａさんにパンを売ろうと思いますか？　当然売りません。売っても取り消されて，返金しないといけない上に，パンも返ってきません。では反対に，Ａさんの立場で考えてみましょう。お金もあるし，空腹であるのに，誰も食べ物を売ってくれないということになります。これはＡさんのためになるでしょうか？　成年被後見人などの意思能力がない，またはとても低い制限行為

能力者を守るつもりが，逆に彼らの首を絞める結果になります。そこで「日用品の購入その他日常生活に関する行為について」は，取り消しの対象から外したのです。

この規定によると，医療においても日常生活に関する行為については取り消しできないということになります。医療における日常生活に関することはたくさんあります。たとえば長年病院に通っている場合，これは日常生活にあたり，この契約は取り消せません。今回のように初診の場合でも，空腹であるのと同じく，腹痛がある・熱がある・つらい／苦しいなど，実際の症状があって受診する場合には，日常生活に関する行為と言うことは可能だと考えます。

ですから，認知症患者が症状を訴えて初診で来院した場合も，契約が成立しないということはありません（応召義務があるので，行政との約束上，当然診ないわけにはいかないのですが）。

ただし，侵襲度の高い検査が必要な場合や，症状とは関係のない疾患を見つけた場合には，日常生活に関する行為と言えるかどうか判断が難しくなりますので，この点は注意が必要です。

次に，意思の疎通がまったく図れない患者について考えます。

事例4

患者は84歳女性（Aさん）。意識レベル低下があったため救急搬送されてきました。搬送時の状態は，JCS：Ⅱ-10，発語認めず，脈拍：140〜160台で経過。尿混濁著明であり，濃縮尿で，左上肢動きあるが，顔面までの挙上は認めず。仙骨部〜臀部にかけて黒色壊死を伴う褥瘡あり，出血認めず。全身から尿等の臭いあり，というものでした。

Aさんの家族関係は，同居人（Bさん。内縁関係）との2人暮らしで，30年以上一緒にいると，Bさんから聞き取りました。

肉親は，兄と姉がいたそうですが，2人とも他界しています。息子が1人（Cさん）いるものの連絡を取っておらず，Bさんは会ったことがないとのことでした。

現在キーパーソンをBさんとして，Aさんの医療に関する判断を行ってもらっており，急変時挿管や心臓マッサージなどの措置は不要との回答がなされています。この場合，誰に医療事項を判断してもらうべきでしょうか？

〈考え方〉

このケースでは，基本的には息子のCさんに聞くのが法律上の答えです。なぜならAさんの相続人は，法律上はCさんであり，Aさんに何かあったときには，Cさんがその損害賠償請求権を相続して，これを行使できるからです。

それでは，内縁関係にあるBさんはどのような立場でしょうか？ 内縁関係とは「婚姻の意思をもって共同生活し，社会的にも夫婦と認められているものの，婚姻届を提出していないため，法律上の正式な夫婦と認められない男女関係」（日本司法支援センター　法テラスWebサイトより）のことを指します。

内縁関係にある場合，法律上の夫婦とほぼ同様の権利義務を持ち，貞操義務，同居・扶養の義務，婚姻費用の分担，帰属不明財産の共有推定，さらに内縁関係の解消時には，財産分与や慰謝料請求も認められます。しかし，相続関係については，特別な場合を除いて認められません。特に，相続人が他にいる場合には，相続権が認められません。

そのため，Bさんは，息子のCさんがいる場合には，Aさんに発生しうる損害賠償請求権を相続できず，仮に何かあっても訴訟提起もできません。訴訟提起できる人がAさんの代わりにICを行ってくれれば，訴訟においても自分の判断を否定するようなことはできません（禁反言と言われるも

のです）ので，そもそも訴訟を起こしにくくなります。

　それでは，病院は息子のＣさんを探し出さないといけないのでしょうか？　これは不要です。そもそも，基本的に病院は調べる手段を持ち合わせていません。調べるためには，Ａさんの戸籍を調べて息子の存在を確認し，息子の戸籍を調べ，付票等から現住所にたどり着かなければなりません。これは弁護士に依頼する必要があり，かなりの費用が必要となりますが，それを誰かが負担してくれることもありません。このような状況ですので，さすがに病院に調べる義務があると言うことはできません。

　では，どう考えるべきでしょうか？

　病院としては，Ｃさんの存在を確認できないので，いないのと同じに扱うしかありません。これは，一般に救急車で運ばれてきた場面でも同じです。家族がいるかどうかわからない，もしくはいることはわかっていても連絡がつかない場合，いないとして扱うしかありません。裁判などの場面のように，相手が待ってくれることはありません。疾患はどんどん進むのですから，適切な時期に適切な対処をするには，誰かが判断してくれるのを待つという選択をすることは，患者にとって大変不利益なのです。

　そうすると息子のＣさんはいないものとして扱うのですから，一番関係の深いＢさんを家族代表者として，意思表示ができる人にすべきなのでしょうか？

　これも非常に難しい判断が必要です。Ｂさんは，特別縁故者となる場合にだけ相続人になることができるのですが，息子の存在が知られているため，相続人となる可能性はほとんどありません。ですからＢさんを家族代表者として取り扱うことには，賠償請求の点を考えると難しさを感じます。

　とは言っても，Ｂさんは30年間一緒に暮らしているので，Ａさんの気持ちを最も代弁できるとも考えられます。

　以上の点を考えると，Ｂさんを家族代表者のような形にすることはやはり困難ですが，Ｂさんの意見を取り入れるべきであると言えます。そこで，

第三の手法である「多職種会議」を使って，この会議にＢさんを参加させ，どうするかを話し合うのが最も良い解決方法であると考えます。

事例 5

単身者の患者Ａさんには，配偶者・子ども・両親等はおらず，一番近しい親族Ｂさんは父方の叔父です。しかし，Ｂさんは，Ａさんとは疎遠なので関わりたくないと言い，当初は連絡先も伝えてもらえませんでした。

入院当初はＡさん自身に意思確認ができたため，治療についての説明は本人に行い，選択してもらっていました。しかし，その後病気が急に進行し，治療の選択をすることが困難となりました。しかも人生の最期をどう迎えるかの話し合いもなされないままでした。

そこでＢさんに連絡を取りましたが，一度は来院したものの，治療法の選択等，ほとんどICしないままに時間だけが過ぎている状況です。この場合，どのようにして治療法を決めればよいでしょうか？

〈考え方〉

まず，Ａさんの代わりにICできるのが叔父のＢさんであることは，それほど違和感なく受け入れて頂けると思います。そしてそのＢさんがICを行わないため，Ａさんに対する治療が遅れがちになっているということです。

前述の通り，本人に代わってICできるというのは，権利ではありません。Ａさんが不利益を受けないように，適切な期間でICをしなければならないという，対価のない義務なのです。本事例のようにICしないままに放置している時点でＡさんに大きな不利益が生じることは明らかですから，Ｂさんに代理人としての地位を認め続けることはＡさんのためになりません。このような場合には，ネグレクトと考えて，Ｂさんがいないものとして判断するしかありません（後で争いにならないよう，何度もＢさん

に連絡したことや，早く医療行為をしないとAさんに不利益になるということを，診療録に記載しておきましょう）。すると本件では，誰もAさんに代わってICできる人がいなくなりますから，多職種会議を開いて迅速に治療法を判断すべきだと思います。

◎

　普段の診療の中には，患者さんとの契約に関する様々な問題がありますが，本章で挙げたような事例では，特別な手法なしに治療等を行うことができる場合もあります。

　これらの例を参考にしながら，3章で述べた対処法の使いどころなどを，感覚的に身に着けていって頂ければと思います。

未成年者の医療事項についての同意能力

1 原則

　未成年者は民法第5条に規定されているように，基本的に行為能力（法律行為を独立して有効に行うことができる能力）が制限されています。そのため自由に契約を行うことができません。つまり，自分自身の意思だけでは診療契約を行うことができないのです。

> 民法
> 第五条
> 1　未成年者が法律行為をするには，その法定代理人の同意を得なければならない。ただし，単に権利を得，又は義務を免れる法律行為については，この限りでない。
> 2　前項の規定に反する法律行為は，取り消すことができる。
> 3　第一項の規定にかかわらず，法定代理人が目的を定めて処分を許した財産は，その目的の範囲内において，未成年者が自由に処分することができる。目的を定めないで処分を許した財産を処分するときも，同様とする。

さらにはinformed consent (IC) についても，その後に新たな契約や診療費用の支払いという財産の処分があるので，未成年者1人で決められるものではありません。

　しかし一方で，未成年者は認知症や知的障害のある人などとは違い，成人と同じように意思があり，年齢によっては考える力も十分あるので，成人との差は社会経験の差にすぎません。そして「一律に」一定年齢に達すれば，成人として完全な意思能力・行為能力を持つことになります。

　このような，本来であれば本人の意思で判断でき，契約もできる可能性が高い人がたくさんいるにもかかわらず，法律上の特別の保護として一律に行為能力を制限している未成年については，その他の意思能力がない人たちとは区別して検討しなければなりません。特に高校生以降は，一個人としての自我にも目覚めているでしょうから，この点を考慮しないと未成年者の自己決定権を尊重することができません。

　特に医療の分野における自己決定の場面は，自分自身が患者であることが主であり，自分のことを判断するのですから，他の誰よりも真摯に考えていると言えます。かといって精神的にはいまだ未熟であり，社会経験も少ないことから自暴自棄にもなりやすく，パターナリスティックに自己決定を修正することも必要です。

　そこで本章では，未成年者の経験不足を補う制限行為能力制度に配慮しつつも，未成年者の自己決定権を尊重する形での法律解釈を検討していきます。

2　15歳以上の未成年者の場合

　親権者は基本的に両親ですが（民法第818条），両親が離婚する場合は，両親の協議や裁判所の審判により定められます（民法第819条）。

（親権者）

民法

第八百十八条　成年に達しない子は，父母の親権に服する。

2　子が養子であるときは，養親の親権に服する。

3　親権は，父母の婚姻中は，父母が共同して行う。ただし，父母の一方が親権を行うことができないときは，他の一方が行う。

（離婚又は認知の場合の親権者）

第八百十九条　父母が協議上の離婚をするときは，その協議で，その一方を親権者と定めなければならない。

2　裁判上の離婚の場合には，裁判所は，父母の一方を親権者と定める。

3　子の出生前に父母が離婚した場合には，親権は，母が行う。ただし，子の出生後に，父母の協議で，父を親権者と定めることができる。

4　父が認知した子に対する親権は，父母の協議で父を親権者と定めたときに限り，父が行う。

5　第一項，第三項又は前項の協議が調わないとき，又は協議をすることができないときは，家庭裁判所は，父又は母の請求によって，協議に代わる審判をすることができる。

6　子の利益のため必要があると認めるときは，家庭裁判所は，子の親族の請求によって，親権者を他の一方に変更することができる。

　しかし，離婚の際等で親権を定める必要がある場合，家庭裁判所は，子どもが15歳以上である場合には，子どもの陳述を聞かなければならないとされています（家事事件手続法第169条）。つまり，15歳以上であれば，どちらの親権を希望するかの意見を，自分自身の口で主張することができるのです。

家事事件手続法
(陳述の聴取)
第百六十九条　家庭裁判所は，次の各号に掲げる審判をする場合には，当該各号に定める者(第一号，第二号及び第四号にあっては，申立人を除く)の陳述を聴かなければならない。この場合において，第一号に掲げる子の親権者の陳述の聴取は，審問の期日においてしなければならない。
一　親権喪失，親権停止又は管理権喪失の審判　子(十五歳以上のものに限る)及び子の親権者
二　親権喪失，親権停止又は管理権喪失の審判の取消しの審判　子(十五歳以上のものに限る)，子に対し親権を行う者，子の未成年後見人及び親権を喪失し，若しくは停止され，又は管理権を喪失した者
三　親権又は管理権を辞するについての許可の審判　子(十五歳以上のものに限る)。
四　親権又は管理権を回復するについての許可の審判　子(十五歳以上のものに限る)，子に対し親権を行う者及び子の未成年後見人
2　家庭裁判所は，親権者の指定又は変更の審判をする場合には，第六十八条の規定により当事者の陳述を聴くほか，子(十五歳以上のものに限る)の陳述を聴かなければならない。

　これは，子どもは15歳になれば十分に自分の意見を言うことができることから，子どもの意見も尊重するため，つまり，子どもの自己決定を尊重するための法律です。
　法律では未成年であろうと，15歳以上の子どもの自己決定については一定の尊重をすることを保証しており，医療においても15歳以上の未成年については，特に配慮が必要であると考えるべきです。

3 参考事例

(1) 未成年者の受診

> **事例 1**
>
> 10歳の男児が自転車で転倒して、右膝を裂傷しました。本児もさすがに「これは病院に行かないと」と思い、泣きながらも転倒場所のそばにあったクリニックに入りました。
> クリニックは、本児から電話番号を聞き取り自宅に電話をしましたが、留守番電話で誰も出ません。また、本児は両親の携帯電話番号を知りません。クリニックとしてはどう対応したらよいでしょうか？ もちろん本児の局所麻酔薬の使用歴、アレルギー歴などはわかりません。

〈回答〉

まず大原則から話しますと、当然ですが未成年者が1人で受診に来たとしても、診療契約自体は法定代理人の同意がなければ成立しないため、後から取り消しされる可能性があります（58頁「民法第5条」参照）。

しかし、本事例は治療が必要な状況であり、応召義務の関係もあることから診療しないわけにはいきません。そこでまず考えられるものとしては「事務管理」があり、これを根拠として治療を行うことは可能です。しかし事務管理となれば、有用でなかった治療の費用を請求できない可能性も出てくるため、できる限り診療契約を成立させたいところです。

これについては、具体的症状があれば診ないわけにはいきませんから、成年被後見人の例と同じく民法第9条（51頁参照）から、未成年であっても"日常生活に関する行為については取り消しできない"として契約は有

効に成立するものであると考えられます。

それでは，どこまで治療をすべきでしょうか？ 傷口の洗浄は，感染の関係からも早急に行う必要があるものですし，水というアレルギー反応とはまず関係のない物質を使用するので，リスクは高くなく，行うことはできます。

ただし，局所麻酔薬の使用についてはアナフィラキシーショックの可能性もあるので，止血のできないどうしようもない場合は除き，親と連絡がつくまでは，できる限りこれを使用しない道を探るべきです。麻酔なしのステープラの使用や，皮膚接合用テープ（ステリストリップ™）の使用なども1つの手です。局所麻酔を伴う縫合を選択する場合には，本人から歯科での治療歴を聞き取るなど，できる限りの聞き取りを行い，アナフィラキシーショックに備えた態勢を整えた上で行うしかないと考えます。

(2) 子ども1人での再診

事例2

てんかん発作のため，4歳から受診を続けている8歳の男児が，定期受診の際に1人で来院しています。両親に連絡を取っても来られないとのこと。この場合に，子ども1人での受診を容認してよいのでしょうか？ また，法律的な問題は発生するのでしょうか？
最近当院では，小中学生が保護者の同伴なしで小児科受診するケースが散見されます。保護者に連絡をとり来院をお願いしていますが，そもそも未成年者の単独受診は法的に問題があるのでしょうか？

〈回答〉

まず，本事例は再診ですから，本児とは有効に診療契約が成立しています。よって準委任契約が成立していることになりますので，1章-1-(5)準

委任契約（4頁），4章の事例2（46頁）で述べた通り，未成年者についても，民法第644条から善良な管理者として治療を任されたという趣旨に従って，治療を行うことは可能です。

ただし，新たな治療を開始することや，新たなICが必要となる治療を行う場合には，委任があるとは言えませんから，緊急事態でない限り治療を行うことはできません。

(3) 出産についての自己決定

> **事例3**
>
> Aさんは17歳女性で妊娠中。家出をしており，児童相談所が一時保護をしています。出産は考えておらず，中絶の方向で相手方男性も同意しており，費用は問題がない状況です。
> ただ，Aさんの両親とも他界しており，親権者と定められている祖母は育児を放棄している状況です。
> このような場合に，Aさんは中絶することができるのでしょうか？（当然ですが，母体保護法には違反しないという前提です）。祖母に代わって，児童相談所の施設長がサインすることはできるのでしょうか？

〈考え方〉

まず，人工妊娠中絶について，法律的な整理を行います。

人工妊娠中絶については，母体保護法第14条で以下のように定められています。

> 母体保護法
>
> 第三章　母性保護
>
> (医師の認定による人工妊娠中絶)
>
> 第十四条　都道府県の区域を単位として設立された公益社団法人たる医師会の指定する医師(以下「指定医師」という)は，次の各号の一に該当する者に対して，本人及び配偶者の同意を得て，人工妊娠中絶を行うことができる。
>
> 　一　妊娠の継続又は分娩が身体的又は経済的理由により母体の健康を著しく害するおそれのあるもの
>
> 　二　暴行若しくは脅迫によつて又は抵抗若しくは拒絶することができない間に姦淫されて妊娠したもの
>
> 2　前項の同意は，配偶者が知れないとき若しくはその意思を表示することができないとき又は妊娠後に配偶者がなくなつたときには本人の同意だけで足りる。

この規定は，

　①身体的または経済的理由により，妊娠の継続・分娩が，母体の健康を害する可能性がある。

　②自らの意思を抑圧された状況での姦淫による妊娠

のどちらかの場合に，

　③指定医師が，

　④本人および配偶者の同意を得て，

人工妊娠中絶が可能となります。

　④の本人が未成年者の場合であっても，本人の同意だけで人工妊娠中絶の同意と考えることができます。しかし，入院そのものには親権者の同意が必要ですし，手術でトラブルがあった場合には本当に本人の同意があったのかと問われるリスクがあります。そこで，できる限り親権者の同意が

あったほうがよいところ，本件は，この親権者の同意に代わって児童相談所の施設長が同意をすることができるかという問題です。

これについては，<u>児童相談所の施設長の同意で問題ありません</u>。なぜなら，児童相談所の施設長は，児童福祉法第33条の2第一項で規定されている通り，親権者に代わって，親権を行うことができるからです。

また，同二項を根拠として，厚生労働省雇用均等・児童家庭局総務課長の出した「児童相談所長又は施設長等による監護措置と親権者等との関係に関するガイドライン」（雇児総発0309第1号　平成24年3月9日）によれば「自らがとる監護措置について親権者等から不当に妨げる行為があった場合には，当該行為にかかわらず，児童の利益を保護するために必要な監護措置をとることができる」「児童相談所長又は施設長等による監護措置を親権者等が不当に妨げ，児童等の安定した監護に支障が生じる場合には，児童相談所長又は施設長等は，これらの規定を根拠として親権者等への対応に当たることにより，児童等の安定した監護を図ることが望まれる」としていることから，たとえ親権者が反対したとしても，この児童のために行動することは可能です。

児童福祉法

第三十三条の二　児童相談所長は，一時保護が行われた児童で親権を行う者又は未成年後見人のないものに対し，親権を行う者又は未成年後見人があるに至るまでの間，親権を行う。

　2　児童相談所長は，一時保護が行われた児童で親権を行う者又は未成年後見人のあるものについても，監護，教育及び懲戒に関し，その児童の福祉のため必要な措置を採ることができる。

　3　前項の児童の親権を行う者又は未成年後見人は，同項の規定による措置を不当に妨げてはならない。

> 4　第二項の規定による措置は，児童の生命又は身体の安全を確保するため緊急の必要があると認めるときは，その親権を行う者又は未成年後見人の意に反しても，これをとることができる。

　さらに言えば，この祖母の状況は，児童虐待の防止等に関する法律第2条3号に当たる児童虐待であり，ネグレクトですから，そもそも親権の行使者としての適格に問題が生じています。このような者が親権を行使し，しかも児童の意思を尊重しない態度をとる場合には，児童福祉法第33条の7による親権喪失や停止の審判を請求する対象となりえます。

> 児童虐待の防止等に関する法律
> 第二条の三　児童の心身の正常な発達を妨げるような著しい減食又は長時間の放置，保護者以外の同居人による前二号又は次号に掲げる行為と同様の行為の放置その他の保護者としての監護を著しく怠ること。

> 児童虐待の防止等に関する法律
> 第三十三条の七　児童又は児童以外の満二十歳に満たない者（以下「児童等」という）の親権者に係る民法第八百三十四条　本文，第八百三十四条の二第一項，第八百三十五条又は第八百三十六条の規定による親権喪失，親権停止若しくは管理権喪失の審判の請求又はこれらの審判の取消しの請求は，これらの規定に定める者のほか，児童相談所長も，これを行うことができる。

　以上の通り，本件においては児童相談所の施設長の同意で，何ら問題なく親権者の同意があったものと考えられます。もし後から親権者である祖母が何かを言ってきたとしても，その祖母は児童虐待者ですので，それを前提に児童の福祉・保護を優先すればよいかと思います。

(4) 親権者による虐待と親権者の同意

事例4

　Aさんは18歳女性，妊娠10週。19歳の知人の紹介で来院，当院で出産を考えています。

　パートナーは30歳ですが，いまだ結婚していません。Aさんは親が離婚したため父親の顔を知らず，母親と姉との3人で暮らしていましたが，母親の精神疾患のためか，ずっと肉体的・精神的虐待を受けていました（暴れて警察を呼ぶことなどもありました）。Aさんは姉が20歳のときに一緒に家を出ています。

　妊娠の状態は骨盤位であり，帝王切開術が必要となる可能性がありますが，本来未婚の未成年の場合，親の同意書へのサインが必要というのが当院のルールです。ところがAさんは，母親にはパートナーのこと，妊娠のことを含め言いたくないし，母親の存在そのものを取り消したい，と言っています。

　Aさんは母親とは音信不通ですが，伯母（母親の姉）とは連絡し合っているようです。この場合，Aさんの親権者としてのサインは伯母でも可能でしょうか？　人道的にはそうしたいのですが，伯母は親権者ではありません。

〈回答〉

　虐待している者が親権者である場合に，この親権者が本人に代わって同意をすることは，本人にとってさらなる虐待を呼ぶ結果になる可能性があるため，このような者を本人に代わる医療事項の同意権者にすることは控えるべきです。

　さらに，本人は既に18歳ですから，自身のことをしっかりと考えられますし，親権者変更の請求の際には15歳以上の者の意見も聞いてもらえるの

ですから，医療事項の代理人を本人が選ぶことは可能であると考えます。

つまり，Aさんは伯母を医療事項代理人に指定することが可能です。伯母に帝王切開術のことを説明し，同意をとって下さい。

本件が17歳以下であれば，児童相談所に相談すべき問題かと思います。

(5) 未成年者の保護者への連絡と守秘義務

事例5

Aさんは，17歳女性。2度目の妊娠で，人工妊娠中絶をすることになったのですが，本人は直前での入院キャンセルを繰り返し，入院してもパートナーのところに無断で外泊するなど，医療側は大変振り回される患者です。

もう中絶するにはタイムリミットを超えてしまうため，本人に電話をかけましたが出ないので，親に電話をして本人に代わる同意をもらい，自己退院の手続きをとりました。これには何か問題があるでしょうか？

院内から，本人の同意で十分であり，保護者に説明するのは守秘義務違反になる可能性や，母体保護法そのものを理解していないとの指摘もあったのですが。

〈回答〉

確かに，母体保護法においては母体の保護のために堕胎が行われるのですから，原則として，本人の同意があれば十分で，保護者の同意がなくても堕胎は可能です。しかし，保護者の同意に意味がないことにはなりません。母体保護のためであり，本人の意見が重視されなければならないことは当然ですが，本人にその判断力が欠けることが見てとれる場合や本人が明確な判断をしない場合には，保護者は十分に本人に代わる意見を述べる

ことができるからです。さらに，入院することについては，当然親権者の同意が必要です。

本件については，本人が自身についての判断を放棄していると考えられ，病院としてはこのまま放置して妊婦に何かあれば責任を問われる可能性もあるため，出産をするかどうかの判断を誰かに仰ぐ状況にあると言えます。さらに，保護者がそもそも入院について同意しているのですから，保護者に連絡することは，堕胎の中断と入院の終了という問題が生じている本件を解決するためにも，妥当なものと考えられます。

次に，今回の行為が，個人情報保護法違反や刑法上の守秘義務違反にならないかという問題ですが，まず，個人情報保護法（注：個人情報保護法は地方公共団体や独立行政法人は適用を除外されていますので，地方の公立病院等については各都道府県の条例を参照下さい）において，個人情報の利用については，利用目的の範囲を超えて利用する際には，本人の同意が必要となることが示されています。

個人情報保護法

（利用目的による制限）

第十六条　個人情報取扱事業者は，あらかじめ本人の同意を得ないで，前条の規定により特定された利用目的の達成に必要な範囲を超えて，個人情報を取り扱ってはならない。

　2　個人情報取扱事業者は，合併その他の事由により他の個人情報取扱事業者から事業を承継することに伴って個人情報を取得した場合は，あらかじめ本人の同意を得ないで，承継前における当該個人情報の利用目的の達成に必要な範囲を超えて，当該個人情報を取り扱ってはならない。

　3　前二項の規定は，次に掲げる場合については，適用しない。

　　一　法令に基づく場合

> 二 人の生命，身体又は財産の保護のために必要がある場合であって，本人の同意を得ることが困難であるとき。
> 三 公衆衛生の向上又は児童の健全な育成の推進のために特に必要がある場合であって，本人の同意を得ることが困難であるとき。
> 四 国の機関若しくは地方公共団体又はその委託を受けた者が法令の定める事務を遂行することに対して協力する必要がある場合であって，本人の同意を得ることにより当該事務の遂行に支障を及ぼすおそれがあるとき。

　個人情報保護法とは基本的に，個人情報取扱業者が個人情報を収集するときは，利用目的を明示して収集し，利用目的以外には使ってはいけない，第三者への提供の場合には同意が必要，というものです。

　今回の場合，まさしく出産という目的のために個人情報が集められているところ，病院が行った行為は出産という目的のために行った行為であり，十分に目的の範囲内と言えますから問題はないと言えます。さらに本件については，開示したのは親権者であり，本人の法定代理人となるものですから，第三者とも言い難いところです。

　刑法134条の守秘義務を定めた秘密漏示罪についても，漏らす相手については「秘密をまだ知らない他人」とされており，親権者は他人とは言い難いため，守秘義務違反とも判断されないと言えます。

（6）保護者の代理人になること

> **事例6**
> 　45歳で乳癌の患者Aさんには，16歳の娘が1人います。配偶者とは離婚しており，身内は娘と，あまり交流のないAさんの姉がいる

だけでした。

① Aさんが手術を受ける際に、娘を同席させて、何かあったら娘に聞いてほしいと述べていますが、このようなことは可能でしょうか？

② また、Aさんの病状が進み、自身で意思表示ができなくなった場合に備えて、Aさんは娘を医療事項代理人に指名したいと思っていますが、このような選択はできるのでしょうか？

③ さらに、Aさんが何も決めずにいて意識を失ってしまった場合、誰に代わりにICしてもらうべきでしょうか？

〈回答〉

まず①についてです。この問題は、未成年者を医療事項代理人にすることができるか？という問題ですので、医療事項代理人の法律的な意味を考える必要があります。

医療事項代理人は3章で「医療事項について本人の代理として、意思決定を行うことができる人」と記載した通り、本人に代わって意思表示を行う者ですから、使者ではなく通常の代理人と同じ立場となります。

そうすると、通常の代理人に制限行為能力者である未成年者が就任できるかという問題になります。この点は民法において、

（代理人の行為能力）
民法
第百二条　代理人は、行為能力者であることを要しない。

と規定されているため、未成年者であろうと、意思能力（物事を理解し判断できる能力）がある限り、代理人に就任することは法律的に問題ありません。

したがって，患者Ａさんの「何かあったら娘に聞いてほしい」という点は，問題なく受け入れられます。

　②についても①と同じく，問題なく医療事項代理人に就任させ，意見を聞くことは可能です。

　問題は③の場合です。この場合，本人が何も決めていないので，4章で述べた通り，相続人がその意思表示の代わりをすることになります。その相続人は娘が第一順位ですから，娘に聞けばよいということになりますが，娘は未成年者ですからその意思表示のみを根拠として行動することは，後から問題を生じさせる可能性があります。

　この場合には，2つの選択肢があります。1つはＡさんの姉に連絡を取り，判断に加わってもらう方法です。しかしこの方法では，長年連絡のなかったＡさんの姉にＡさんの状況をゆだねることになりますので，本当にＡさんの受けたい治療等を代理で選ぶことができるか疑問が出てきます。かといって，娘だけに聞くという選択肢も法律的には問題が残存してしまいます（娘が最もＡさんの病状や死に対して真摯に考える立場にあるため，本来であれば娘の意見を尊重するのが正しいとは思いますが）。

　そこで，娘を交えた多職種会議を開催し，極力娘の意見を尊重しながら，経験不足や知識不足の点を専門家が補って，会議として最終的な判断をすることがよいのではないかと考えます。

6章 事例検討

　1～3章ではinformed consent(IC)への理解を深め，さらに本人がICできない場合にどのように対応するかについて理論を解説し，4章では理論の理解をより深めるための事例を挙げ，5章では法的に意思決定能力が制限されている未成年者について，別個に事例を挙げて検討してきました。

　これを受けて，本章ではICへの理解をさらに深め，より理論を応用できるよう，様々な意思能力の状態の患者のICについて事例検討を行います。

　また，意思能力のない人についてもそうですが，意思能力がある人が不合理な判断をする場合や，平成29(2017)年3月12日に施行された道路交通法における認知症患者の免許取消制度についても解説していきます。

1 informed consentと医師の裁量

事例1

　胃内視鏡の検査中，気になるところが発見されました。生検は実施する予定がなかったため，術前説明では生検自体がどのようなものかは説明していたものの，具体的な説明はしていませんでした。また，本人はセデーションで眠っており，説明できず承諾をとれませんでした。

患者が再度検査をすることは，身体的・経済的にも負担であることから，医師の独断で生検を実施しました。

ところが検査後に患者から，承諾もなく検査（生検）を行ったのは問題だとのクレームがありました。この対応には問題があったのでしょうか？

〈回答〉

　この事例は，医師の裁量でどこまでの処置が許されるか？という問題であり，裏を返せば，どこまで患者の意思の推定が許されるのか？という問題でもあります。

　まず，患者のICがなされていない場合において，医師の裁量がどこまで許されるかということですが，診療契約の法的性質が準委任契約ですから，原則として医師の裁量が認められるのは，委任された範囲と言えます。その範囲とは「患者が別途新たなリスクを負うかどうかの決断を必要とするか？」ということです。そこまでの範囲であれば，リスクを負わないことが追加されるだけですから，患者の当初の同意から患者の意思が推定できたと言いやすいからです。

　本件においては，出血や穿孔のリスク，つまり抗血小板薬や抗凝固薬の内服の有無，および生検の大きさや部位等により，医師の裁量が認められるかどうかが決まると考えます。

　とは言え，この医師の裁量とは医師が無断治療であると言われない，すなわち刑事上のリスクがないことを意味し，何か問題が生じた場合の民事上のリスクをなくすものではありません。民事上のリスクまでも相手に負わせたいのであれば，医師の裁量は考えないほうがよいと思われます。

2 認知症の診断

> **事例 2**
>
> 認知症の検査の結果，認知症があると判断されたが，患者の家族が「うちの○○はぼけてなんかいません。しっかりしています」と頑なに患者の認知症を認めません。このような場合に，どのように対応したらよいでしょうか？ 投薬が有効と思われた場合，家族の同意なく投薬を行うことはできるのでしょうか？

〈回答〉

認知症は，「獲得した複数の認知・精神機能が意識障害によらないで日常生活や社会生活に支障をきたすほどに持続的に障害された状態」とされます（日本神経学会監修『認知症疾患診療ガイドライン2017』）。

認知症は状態の診断なので，どこまで客観的なものと言えるかわかりませんが，あくまでも診断基準を満たすかどうかですので，医師は家族から聞き取った生活状況と診察室での状況をもとに診断するしかありません。そして，その結果はきちんと伝えなければなりません。

それでは，家族が「本人には意思能力低下があるから」，と認めない場合は投薬できないのでしょうか？ トラブルを避けるため，一般的には家族の意見を尊重すべきということになるのですが，それは危ない考え方です。患者の意思能力が低下した場合には，家族，特に相続人になりうる人が患者に代わって医療事項について意思表示することができます。しかし既に述べた通り，患者に代わって意思表示できるということは，権利ではありません。あくまでも患者のためを考えて行う代理人にすぎず，患者のことを考えて医療事項について判断をする義務があるだけなのです。

ですから，自身の思い込みによって治療を妨害する場合には，本質的には代理人として不適格であり，義務を果たさない以上代理人としては認められないということになります。患者のためを思い，投薬するほうがより患者らしく生きられるというのであれば，治療を委任されている以上は投薬することが最善です。それは委任の趣旨にも反しないと言えます。

　とは言え，これを正面切って話すと，家族と喧嘩するだけになりかねません。投薬しても服用してもらえないでしょうし，二度と来院しなくなるでしょう。患者にとってはそれが一番不幸です。ですから，時間がかかっても家族にきっちりと説明を続けていき，患者の現状を受け入れさせていくための努力を行って下さい。

3 自己退院

> **事例3**
>
> 　入院中の妊婦が，個人の理由で強く退院を希望し，経過的に退院は無理・危険であることを医師が説明しても振り切って退院を申し出る場合があります。このような場合，当院では自分の意思ならば「母子の身体的に問題があっても苦情は言わない」といった誓約書を運用しています。
> 　このような対応に問題はないでしょうか？

〈回答〉
　この事案は典型的な自己決定の場面と言えます。どこで治療を受けるか，どのような治療を受けるかは，あくまでも本人の生き方に関わるものであり，本人が決めるべきことです。そして，本人自身が，その決定に

よって生じる利益・不利益のすべてを負うことになります。

と言っても通常のこととは違い、医療に関することについては医師が説明義務を負っているので、自己退院の不利益についてはしっかりと説明しなければいけません。その上での自己退院であれば、その後は本人の自己責任ということになります。

本件においても医師が説明義務を果たしたかどうかが重要で、そのことをできる限り証拠として残しておく必要があります。

4 希望する治療と医師の裁量

> **事例 4**
>
> 癌末期で、播種性血管内凝固症候群 (disseminated intravascular coagulation : DIC) の状態。抗癌剤投与はリスクが高すぎると医師が判断しています。
> しかし家族は、本人の生きる希望だから、抗癌剤治療をしないと言わないでほしい、ビタミン剤でもいいので点滴してほしい、と訴えています。
> この場合どうするべきでしょうか。

〈回答〉

ICを取得できるのは本人だけなのが原則です。今回の事例はICを取得しているのが本人ではなく家族です。当然、本人のためを思っての発言ですので一定の配慮は必要ですが、あくまでも治療方針の判断をする際の参考にする程度とすべきです。ただし、患者本人が意思能力を失っていれば別です。

さらに，想定される場合として，たとえば下記が挙げられます。

①患者本人が今回の治療を希望した場合

　患者のICがあれば，医師はこれを行わなければならないのでしょうか？　結論から言えば，本人が希望しても，必ずしも医師がそれを実行しなければならないわけではありません。たとえば，患者が民間療法を希望しつつも，医師から当然断られるとわかっている場合があります。このような極端な例に限らず「風邪をひいたから点滴して」という希望があったとしても，効果が期待できなかったり，適応がなかったりすることを理由に，治療を行わないということは当然可能です。医療的効果が認められないのに，患者が希望するからといってその治療を行うことは，少なくとも効果がないことを理解させた上でないと，患者のICがあったとすら言えません。本事例は，もし患者自身がビタミン剤を希望したとしたら，まさにこの場合に当たりそうです。

　しかし，医師がプラセボ効果を期待して，効果はないけれども害はほとんどない治療を行うことは許されます。そのような精神的なケアについても医療と言えるのです。ただし，保険請求して認められるかどうかまでは保証できません。

　つまり本事例については，患者の家族が希望する通りに治療を行ってもよいし，行わなくてもよいということになります。

②医師が提案した治療法ではないものの，医療水準としては認められる治療やそれに近い治療を希望した場合

　このような場合，その治療を行わなければならないのでしょうか？　たとえば1991年頃，乳癌の患者に対し全摘出術を提案したところ，患者から乳房温存術で行ってほしい旨の希望が出された場合，医師はこれに従わなければならなかったのでしょうか？

　当時は，乳房温存手術は健康保険の適用がなされていませんでした。一方，外科医の中では広まってきており，全国10施設では実施され，施行者

らからポジティブな評価が出ていました。しかし，日本での長期の生存率等は出ておらず（海外では確認されていました），いまだ評価は定まっていませんでした。この段階で乳房温存術の説明をあまり行わず，胸筋温存乳房切除術を行った医師に対し，最高裁判所は乳房温存術についても説明しなければならなかったとして，説明義務違反という判断をしました。

しかし，あくまでも「説明をしなければならなかった」としただけで，その後実施しなければならないとは判断されていません。できないこと，やりたくないことを無理にやらせることは問題ですし，医師ができないと思っている治療を受ける患者も嫌でしょうから，医師がやりたくない治療を患者が強要することは間違いですし，誰のためにもなりません。

ですから，患者が医療水準もしくはそれに近い治療を希望したとしても，その医療機関で行わなければならない義務はありません。あくまでもそれを行っている施設を紹介し，患者の希望する施設に紹介状を書く，という義務があるにすぎません。

5 患者の治療拒否

事例5

身寄りがなく，生活介助を要する患者が点滴を希望し受診してきました。この際に行った血液検査で，HbA1cが10.2％と高く，糖尿病治療が必要な状態であると判断できたため，治療を勧めました。しかし本人は点滴実施後に自宅へ帰ることを強く希望し，帰宅してしまいました。

このように，治療の必要性を説明してもどうしても患者の理解を得ることができない場合は，治療せずにその過程を診療録に記録すれ

ばよいのでしょうか？

〈回答〉

治療法を決めるのは，患者の生き方を決めることであり，患者の自己決定権の範疇に入ります。どのような治療を受け，どのような治療を受けないかも，すべて患者が決めるべきことです。

本事例についても，基本的には患者自身が，どのような治療を受けたいかを決める権利があり，それを変えさせるには十分に説明して翻意させるしかありません。

ただ，前述したように，説明を十分に尽くしておかなければ，説明義務違反を問われます。つまり「きちんと話をしてくれていたら，治療を受けたのに」と言われてしまいます。ですから，説明義務を果たしていることを主張できるよう，治療を受けなければどうなるかについて最悪の場合までしっかりと説明し，そのことを診療録に記載しておく必要があります。

さらに，明らかに生命の危険があるにもかかわらず本人が治療の承知をしない場合には「命の危険があることは説明されたが，自己の都合により治療を受けない」という趣旨の書面を提出してもらい（実際にはそのような書面にサインをもらう），診療を終えるべきかと思います。

6 来院拒否と強制的受診介入

事例 6

大腸癌の末期患者の来院拒否についてです。Aさんは独居で，遠方に弟がいますが，連絡は取ってほしくないと話しています。

何度か体調が悪くなり電話で相談をしてきて「体調は最悪で，そ

うめんなどで食いつないでいる」「歩くのもままならず，這いずり回っている」「痛みも悪化している」などと話しています。これに対し，痛みの原因は癌の進行による症状増悪のためで，すぐにでも診察が必要なので，救急車で来院するよう促しましたが，「猶予がほしい」と言って拒否を続けています。

この状況で放置し，Aさんが在宅死したら，保護責任者遺棄致死罪に問われるのでしょうか？　何か対策はあるのでしょうか？

〈回答〉

まず，保護責任者遺棄致死罪には問われません。理由は，保護責任者遺棄致死罪とは不作為（何もしなかった）による罪ですが，ただ何もしなかったというだけでは罪に問われることはありません。これについて，次の事例を考えてみます。

隣人が自宅の庭で倒れていたとします。どうやら苦しんでいて，生きてはいますが動けそうにありません。しかし，助けに行くのは面倒なのでやめました。この場合，保護責任者遺棄致死罪に問われるかと言えば，問われません。同じように，川で子どもが溺れているのを発見しましたが，これを見て見ぬふりをした場合も，保護責任者遺棄致死罪に問われることはありません。

なぜ，このような人たちは罪に問われないのでしょうか？　確かに，道義的には非難されてしかるべきとも思えます。しかし，彼らを罪に問うということは，人が死にそうだということを知っていながら何もしなかった場合に，どんな人でも罪に問われるということになりえます。

一方で，隣人が倒れた原因が，自分の投げたボールが頭に当たったためだったらどうでしょう？　また，川で溺れているのを見たのが親であったらどうでしょう？　これらは助けに行かないと問題がありそうです（泳げないとか，川が増水して助けることが非常に困難な場合は除きます）。

この違いは何かと言うと，その人を保護しなければならない義務（保護義務）があるかどうかです。この義務がある場合に，「しなければならないのに，しなかった」と非難できますので，罪に問うことができるのです。

　本事例においては，この医療機関側には法律上の義務があるとまでは言えず，保護責任者遺棄致死罪には問われないと言えます。

　さらに，Aさんには自分のことは自分で決めるという自己決定権があります。そして，Aさんは救急車を使っては来ないという自己決定をしていますので，これは十分に尊重されなければなりません。そういう意味においても，病院のおせっかいは極力控えられるべきです。そもそも，病院にくればAさんが助かるかというと，一時延命できるだけとも考えられます。病院で死ぬか，家で死ぬかは，本人が自由に決めることです。死ぬときは病院に来るべきだという認識は，改めるべきかと思います。

　したがって，このような場合の対応としては，1つには，本人に説得をし続けることでしょう。もう1つは行政に連絡を取り，介入してもらうことも可能だと思います。

7 不完全な意思能力

事例7

　患者は，身寄りのない78歳男性のBさんです。軽度の認知症がありますが，担当看護師によれば「しっかりしている日もあれば，そうでない日もあるが，意思の疎通は十分できる」とのことでした。自宅前でうずくまっているところを発見され，腹痛とのことで救急搬送されました。検査の結果，大腸癌が発見されました。癌の状況としては，閉塞はしていないものの，今後閉塞することが十分予想

されるものでした。

そこでBさんに，外科医師より手術を勧めましたが，拒否されました。手術をすれば，少なくとも今後予想される便の通過障害のリスクを避けることができると判断され，提案された治療法は合理的なものでした。

このような認知症の患者が行った判断について，医学的合理性がないものであろうとも，患者のICとして，何も治療を行ってはならないのでしょうか？

〈回答〉

非常に悩ましい問題です。Bさんのように，時に正常で，時には意思能力に障害をきたすようなまだら状態の認知症患者の意思能力については，なかなか判断しがたいところです。

基本的には，意思疎通ができるのであればその意思に従うのが原則です。したがって今回の場合，Bさんは十分意思疎通ができ，Bさんが手術をしないという選択をしている以上，それに従うこととなります。

通常の会話が成立するレベルであったとしても，認知症がまだら状態で進んでいたり，軽度の認知症が認められたりする場合のように，不完全な意思能力しか有しない可能性がある場合，今回の事例のような難しいケースについては，病気の状況や今後についての説明を理解できないのではないかと考えられます。

たとえば，高齢者がスーパーで高価な牛肉を購入しても，契約は否定されにくいですが（単純な売買契約なので，価格の多寡だけの問題だから），複雑な先物取引の契約については取引が無効と判断される場合があります。同じように，その人の意思能力で判断できるレベル以上のことについては，契約そのものが否定されてしまうことがあります。

今回についても同様で，たとえBさん自身は日常の意思疎通ができてい

たとしても，説明を理解し，判断できる意思状態ではない場合，結局その選択はICと言えるものではありません。

とは言うものの，説明を受けたときのBさんの意思能力が完全なものか不完全なものかは判断しがたいところです。それをどのように見きわめるかですが，Bさんの判断が医学的にまっとうである場合なら，合理的な判断ができているとも言えます。そのため，意思能力は問題ないと判断しがちですが，医学的に問題のある判断をしてしまっている場合には，本当に説明を理解して判断したと言えるのか，つまりはICと言ってよいのか，疑問を持つべき判断材料になると考えられます。

本事例でのBさんの判断は，医学的に合理的なものとは言えません。そして自身の判断の結果，Bさんは今後大きな苦痛に襲われる可能性が高くなっています。と言っても，Bさんは手術を受けないと一応は発言しているわけですから，これをまったく無視することもできませんし，無視すると意固地になって病院との接触を断ち切ってしまう恐れもあります。ですから，仮に説明を理解しておらず，この件に限って言えば意思能力は不十分であると判断できたとしても，いきなり手術を押し付けて，Bさんの意思を無視することは避けるべきです（法律論から言えば可能かもしれません）。

しかも，まだ閉塞までに時間はあるのですから，時間をかけてゆっくりと話を理解してもらい，Bさんに翻意を促していくべきだと思います。

8 意思無能力者の家族の無理解

事例8

認知症がある患者が手術後，ドレーンや中心静脈カテーテル（central venous catheter：CVC）・尿道バルーンを抜去しようとしま

す。そこで家族に危険性を十分説明し、身体拘束の同意を求めましたが、家族に絶対抑制はしないでほしいと言われました。

これに対して、ドレーンやCVCなどは生命維持等に非常に大事で、抜かれてはいけないものなので、家族が24時間付き添って抜かないように見守ってほしいと告げても、家族はできないと返答してきます。

このような場合に、身体拘束を行ってはならないのでしょうか？

今回の件では結果として自己抜去は起こさずにすんだのですが、もし看護師が危険を予知していたにもかかわらず、家族の希望で抑制しなかった結果、ドレーンやCVCを引き抜いて再手術になったり、生命に危険が及んだりした場合、医療者側の責任問題はどのようになるのでしょうか？

〈回答〉

同意のない身体拘束は、原則として違法です。このことは、憲法第18条「何人も、いかなる奴隷的拘束も受けない」を見ても明らかです。かといって、身体拘束をしなければ、患者の安全を確保できない事態があることも否定できない事実です。つまり病院は、認知症患者の人権と生命身体の安全との板挟みになっている状況なのです。

この点、病院関係者が楽をしようとしていると誤解する人がいますが、現在の配置人員で患者の安全を考えた場合、身体拘束するしかない場面はたくさんあります。

その理由はこうです。本人としては、認知症やせん妄等、自身の状況を理解できず、なぜ知らない病室にいて自分の体に管を入れられているのか、まったく理解できないのですから、その状況を打破しようと行動します。その結果、部屋から抜け出そうとし、管を抜こうとします。

これを防ごうと思えば、常時誰かがそばについている必要があります

（それでも完全に防げるわけではありませんが）。しかし，通常の病棟では最大でも7人に1人の看護師しか配置できず，10人に1人，13人に1人などが現状です。ですから，転倒・転落・点滴抜去・CVCの抜去の可能性は必ずあるのです。

　それでは，病院はそのリスクを常に抱えなければならないのでしょうか？　患者の人権の尊重と，患者の生命身体の安全を天秤にかけて，どちらに傾いても責任問題になるのであれば，そのような患者は預かることができなくなります。ですから，その責任を回避する必要があります。その方法は，患者側にどちらを優先するか選ばせるということです。どちらのリスクが嫌なのかを患者や患者の家族に選んでもらうのです。これも患者の自己決定です。そして，その自己決定により，患者側にそのリスクに対する責任が移転します。

　すると本事例の場合，リスクを説明した上で，患者側がそれでも身体拘束をしないという判断を下した以上，発生するリスクは患者側が負うことになります。つまり，医療機関側には責任問題は発生しません。

　とは言うものの，医療機関としてはこのように明らかに危険性の高い状況を放置して，実際に事故が発生した場合，医療関係者には法律上の責任がなくても，医療事故として医療安全担当者に報告しなければなりません。また精神的なショックはかなりのものがあります。できれば避けたいというのが本音です。

◎

　以下に，同意のない身体抑制はすべて違法なのか，違法でない場合の条件は何か，について判例から検討します。

　まず，身体拘束についてもっとも有名な判決として，最高裁判所平成22年1月26日の判決（最高裁判所第三小法廷平成20年（受）第2029号）があります。この判例では「入院患者の身体を抑制することは，その患者の受傷を防止するなどのために必要やむを得ないと認められる事情がある

場合にのみ許容されるべきもの」とされていることからも，身体拘束が完全に否定されているわけではありません。

また，前述の最高裁判例の原審である高等裁判所（名古屋高等裁判所平成20年9月5日判決　名古屋高等裁判所平成18年（ネ）第872号）の判決でも「医療機関による場合であっても，同意を得ることなく患者を拘束してその身体的自由を奪うことは原則として違法といわなければならない。ただ，患者が制止にもかかわらず点滴を抜去したり，正当な理由なく必要な医療措置を妨げるなどする場合や，他の患者等に危害を加えようとする場合のように，疾病の増悪を含む自傷あるいは他害の具体的なおそれがあり，患者又は他の患者等の生命又は身体に対する危険が差し迫っていて，他にこれを回避する手段がないような場合には，同意がなくても，緊急避難行為として，例外的に許される場合もあると解されるものの，そのような場合であっても，それが患者の身体的自由を奪うものであり，上記のような各種の弊害が生じるおそれのあるものであることからすれば，その抑制，拘束の程度，内容は必要最小限の範囲内に限って許されるものと解されるのである。そして，上記の「身体拘束ゼロへの手引き」が例外的に身体拘束が許される基準としている切迫性，非代替性，一時性の三要件については，上記の緊急避難行為として許されるか否かを検討する際の判断要素として参考になるものと考えられる」として，厳しい要件ながらも，身体拘束の可能性を否定していません。

以上のことより，患者の基本的人権を押しのけてでも行う場合は，身体拘束による生命身体の安全を確保するための緊急避難行為でなければならず，①切迫性，②非代替性，③一時性という三要件を満たすことが求められると考えるべきです。そして，その具体的な基準としては，

①切迫性

疾病の増悪を含む自傷あるいは他害の具体的なおそれがあり，患者または他の患者等の生命または身体に対する危険が差し迫っていること。

②**非代替性**

　他の手を尽くした等，身体拘束以外に患者やその他の人の生命身体への危険を回避する手段がないこと。

③**一時性**

　抑制，拘束の程度，内容は必要最小限の範囲内に限られること。

　というものが必要になるのではないかと考えます。そうすると，この要件を満たしているかどうかが，身体拘束が違法でないとされるポイントとなります。ですから，患者の身体的な安全を確保するために，どうしても身体拘束をしないといけない場合には，上記の三要件を満たしているかどうかを確認し，さらにそのように判断した具体的事情を，きっちりとカルテに記載しておいて下さい。

9　院内暴力と認知症

事例9

　64歳男性Cさん，身寄りなし，友人なしとのことです。既往歴として脳梗塞があり，難聴がひどいため筆談にて対応しています。12月下旬，散歩中に転倒し，側胸部強打にて救急搬送され入院しましたが，精査途中で「帰る」と言って退院してしまいました。その5日後，倦怠感を訴え独歩にて再来院しましたが，MRIで脳梗塞が確認されたので，そのまま入院しています。

　「昨晩Cさんによる暴力行為が発生したので，強制退院させてもよいでしょうか」と問い合わせがありました。これを受けて，Cさんの様子を見るために病棟に行ったところ，その時点では本人はとても静かにされていました。

暴行時の状況は，「大声で話す声が聞こえたので訪室すると，まるで理解のできない会話をしていた。あまりに大きな声で話すので同室者に迷惑なため，Cさんをベッドごとリカバリー室へ移動させた。移動後も何かしら話しており，急に足で看護師の顎を蹴る動作があった。暴力行為があるため危険と判断し，不穏時指示のハロペリドール（セレネース®）1Aを静注施行した」というものでした。とりあえず現状では暴力事件とは判断できないため，ひと晩様子を見て，もしまた何かあれば明朝看護師から連絡してほしいと伝えました。

暴力行為が激しくなった場合，強制退院させてもよいでしょうか？主治医としては「今度暴力行為をしたら強制退院してもらう」という念書を書かせたいのですが，このような念書には意味があるのでしょうか？

〈回答〉

　今回の暴行については，かなり慎重な対応が必要です。暴行罪が成立するには，本人の故意により引き起こされたものである必要があります。そういう意味で，せん妄による暴言や暴行は，通常の暴言暴行と同じ扱いにはなりません（刑法第38条）。

> 刑法
> （故意）
> 第三十八条　罪を犯す意思がない行為は，罰しない。ただし，法律に特別の規定がある場合は，この限りでない。
> 2　重い罪に当たるべき行為をしたのに，行為の時にその重い罪に当たることとなる事実を知らなかった者は，その重い罪によって処断することはできない。

> 3 法律を知らなかったとしても，そのことによって，罪を犯す意思がなかったとすることはできない。ただし，情状により，その刑を減軽することができる。
>
> （心神喪失及び心神耗弱）
> 第三十九条　心神喪失者の行為は，罰しない。
> 2　心神耗弱者の行為は，その刑を減軽する。

として，刑法で罰することはできません。

さらに，民法においても，

> 民法
> 第七百十三条　精神上の障害により自己の行為の責任を弁識する能力を欠く状態にある間に他人に損害を加えた者は，その賠償の責任を負わない。ただし，故意又は過失によって一時的にその状態を招いたときは，この限りでない。

として，損害賠償請求も制限されています。

　その理由は，刑法とは基本的に故意に（わざと）行ったことについて責任を問うものとしていますが，自分自身でその行動を制御できない人については，好きでやっているわけではないため責任を問えないのです。民事的にも，事理弁識能力を欠く者の不法行為については，責任を問えないことになっています。この理由は，自分の行為がどのような責任を負わなければならないかがわからない人は，その行為をすることをとどめることができないため，その行為に及んだことの責任を問うべきではないからです。

　ただ，責任が問えないからといって，病院側がそれを甘受する理由もありません。当然ですが，病院の職員も等しく人間ですので基本的人権があり，自身の身を守る権利があります。ですから，やむをえない場合には，身体

拘束（薬によるものも含む）を行うことは正当な行為となりえます。

　以上の通り，本件については，今回の暴行行為が，本人の意思に基づいているのか，認知症や脳梗塞などによる事理弁識能力の欠如に起因しているのか，判断しなければなりません。

　そして，本人の意識があり（軽度認知症等はこちらに入ります），その上での暴力行為であれば，これについては，強制退院等を視野に入れて行動することでよいと言えます。院内暴力は基本的に暴行罪や傷害罪に該当する行為です。つまり，相手は犯罪を行っているのですから，信頼関係も何もありませんので，診療契約は解除できますし，応召義務の対象にもなりません。

　一方で，今回の暴行行為が本人の意思無能力に起因するものであるならば，対処の方法が異なります。その場合には，家族がいれば家族を呼び，身体拘束を受け入れるか，家族が付き添って暴行行為を止めてもらうなどの要求をすることになります。そのどちらもができないということなら，それは病院の職員が暴行を受けても関知しないということでしょうから，その時点で信頼関係が破壊されたことになります。よってその後の診療を中止し，退院してもらうという方向に話を進めます。

　本件においては家族がいない状況なので，多職種会議で対応を協議し，必要であれば身体拘束を行うなどの対処が必要となります。

　なお，念書については，本人に事理弁識能力がない場合には法律上の効果は発生しませんのでご注意下さい。

後日談

　この後MRIを撮影したところ，「拡散強調像，右前頭葉や右頭頂葉に小さな高信号域がみられ，ADC値は低下し，急性期梗塞が疑われる。脳萎縮あり。MRAにて右椎骨動脈は描出されていないが，J＝0の像（脂肪抑制T2＋強調像）にて右椎骨動脈の外径が認めら

れることより，血栓化による右椎骨動脈の高度狭窄～閉塞が疑われる」との画像診断がなされました。その後，トラブルを起こすことはありませんでした。

どうやら，脳梗塞に伴う一時的な症状であったようです。このような患者を強制的に退院させ，自宅で倒れられた場合には，大きなトラブルになるところでした。読者の皆様もご注意下さい。

10 意思無能力者の患者の意思と医学的判断

事例10

79歳男性Aさん，身寄りはありません。離婚した配偶者が，厚意でときどき様子を見に行っていたようですが，自身も高齢なため，これ以上の関わりは無理な状況です。

Aさんが意識不明のため救急搬送（発見者は地域包括支援センター職員）され，MRIの結果，ラクナ梗塞と診断されました。意思疎通は何とか図れるものの，判断能力があるとは思えない状態となっています。

脳神経外科としては，「自宅への退院は無理で，施設など支援や介入をしてくれる場所への転院が必要と判断しましたが，本人は絶対に自宅に戻りたいと言っています。どう対応すればよいでしょうか？介入している医療ソーシャルワーカー（medical social worker：MSW）によると，自宅へ戻るなど考えられないようです。このように自宅退院を強く主張する認知症患者で，どう考えても自宅での生活ができないと判断される場合には「本人の意思に反して」施設

入所に踏み切ってよいのでしょうか？

〈回答〉

　原則として，本人がどう生きるかは本人だけが決められることです。その決定によって仮に命が失われたとしても，それは自己責任と言うほかありません。周りにできることと言えば，本人に翻意を促し，自己決定を変更させるしかありません。

　ただ本事例は，この本人の自己判断能力が低下した状態です。このような場合にまで本人が決めたことだからと押し通すことはできません。仮にこの本人に保護すべき人がいるとすれば，遺棄罪（刑法第217条）や保護責任者遺棄罪（刑法第218条）等に問われかねない事態です。

> 刑法
> （遺棄）
> 第二百十七条　老年，幼年，身体障害又は疾病のために扶助を必要とする者を遺棄した者は，一年以下の懲役に処する。
> （保護責任者遺棄等）
> 第二百十八条　老年者，幼年者，身体障害者又は病者を保護する責任のある者がこれらの者を遺棄し，又はその生存に必要な保護をしなかったときは，三月以上五年以下の懲役に処する。
> （遺棄等致死傷）
> 第二百十九条　前二条の罪を犯し，よって人を死傷させた者は，傷害の罪と比較して，重い刑により処断する。

　そうすると，判断能力のない状況のAさんの「自宅に帰りたい」という希望を根拠として，自宅で生活できないことを予想しながらも自宅に送り返すのは，保護責任者遺棄罪または遺棄罪に問われかねないことですか

ら，このような選択を行わないほうが賢明です。

残る選択肢としては，施設に入所させるしかありません。と言っても，これらのことを病院のみで決めるには，透明性がなく，さらには内容が重いと思われます。病院が関わるのは，あくまでも病気の治療についてであって，退院後の介護や支援の役割を果たす機関ではありません。そこでこの場合には，市役所などの行政を巻き込むべきかと思います。その上で多職種会議を開き，どうするのがよいかを決めてはいかがでしょうか。

11 身寄りのない患者の胃瘻造設

事例11

患者は81歳女性で身寄りもなく，脳梗塞の後遺症のため，意識はあるも意思表示はできない状況です。現在，中心静脈カテーテル (central venous catheter：CVC) とEDチューブ (elemental diet tube) によって栄養管理を実施していますが，転院の方向で進んでいるためCVCは抜去する予定としています。EDチューブについては自己抜去してしまうため，ミトンによる抑制をしています。家族はいないため，入院前の施設職員とケアマネージャーが面倒をみている状態ですが，侵襲性の高い治療に対して「説明を聞いたり，判断したりすることはできません」との返答がなされています。

これに対して主治医は，「自分の判断で胃瘻 (percutaneous endoscopic gastrostomy：PEG) を造る」と言っています。しかしこれは危険だと判断しました。そこで，主治医を含む医師2名，病棟看護科長，倫理担当看護科長，MSW，私 (院長) の6名でPEGの妥当性を判断しようと考えています。

このメンバーで集まる前に，担当MSWは患者を一番理解してくれている入院前の施設職員と面談をしてくれて「生育歴・お元気だったときの生への考え」などを聞き取ってくれる予定になっています。このような対応でよいでしょうか？ そもそも，主治医が自分の判断で行えるのは「救命処置」だけだと思いますが，そのあたりはどう考えたらよいでしょうか？

〈回答〉

まず，今回の対応自体には問題はないと考えます。

胃瘻の造設等の判断を行うのは患者自身であって，主治医ではありません。そして，患者が自分自身の医療行為について判断できなくなったときに判断できるのは，患者の代理人になりうる者となります。

代理人である必要がある理由は，その判断によって行われた医療行為の結果について，本人の自己責任に帰すことができるからです。代理とは「本人以外の者が本人のために意思表示を行うことによって，その意思表示（法律行為）の効果が直接に本人に帰属する制度」のことです（民法第99条）。

> 民法
>
> （代理行為の要件及び効果）
>
> 第九十九条　代理人がその権限内において本人のためにすることを示してした意思表示は，本人に対して直接にその効力を生ずる。
>
> 2　前項の規定は，第三者が代理人に対してした意思表示について準用する。

代理人以外の人が選択すれば，緊急事務管理でもない限り，本人の自己責任という状況にはなりません。あくまでも，選択した人にその責任が帰属します（民法第697条）。

> 民法
> (事務管理)
> 第六百九十七条　義務なく他人のために事務の管理を始めた者(以下この章において「管理者」という)は，その事務の性質に従い，最も本人の利益に適合する方法によって，その事務の管理(以下「事務管理」という)をしなければならない。
> 2　管理者は，本人の意思を知っているとき，又はこれを推知することができるときは，その意思に従って事務管理をしなければならない。
> (緊急事務管理)
> 第六百九十八条　管理者は，本人の身体，名誉又は財産に対する急迫の危害を免れさせるために事務管理をしたときは，悪意又は重大な過失があるのでなければ，これによって生じた損害を賠償する責任を負わない。

　この主治医は自分で責任を取るつもりがあるようですが，胃瘻の造設の判断は事務管理とは言えません。なぜなら，本事例で食事が摂れなくなることは，生命身体に対する「急迫の危害」とは言えないからです。

　そこで胃瘻について考えてみます。胃瘻とは「腹壁を切開して胃内に管を通し，食物や水分や医薬品を流入させ投与するための処置」です。本事例において，胃瘻を造らなければ，患者は栄養が摂れずに亡くなる可能性が高くなります。だから「急迫の危害」があると考える人もいます。

　しかし，人は最後に食事が摂れなくなり，徐々に衰弱して亡くなります。福祉大国であるスウェーデンを含めて欧州では，自分の口から食事を摂れなくなったとしても，それは自然の流れだからと安易な胃瘻の造設はしません。食事を出されて食べなければ，その食事はそのまま下げられます。

　読者の中にも，自分自身が胃瘻を入れても生きたいという方と，そうで

ない方がいると思います。嚥下機能が低下して口から食べられなくなったけれど，普通に思考できる場合については，本人に聞けばすむことですから，この論議から除外します。

　ちなみに，「自分で判断ができなくなり，食事も口から摂れなくなったとき，胃瘻を自分自身に造りたい方はいらっしゃいますか？」という質問を講演等いろいろなところで行っていますが，これまでのところ，意思能力を失ったのちに，胃瘻を造設して生き続けたいという人に会ったことはありません。

　本事例の患者に胃瘻を造設しようとする医師は，自身の価値判断のみで決めてしまおうとしている点に問題があります。また，この心理は，責任回避のためともとられかねません。胃瘻を入れなければ，食事ができず衰弱して死んでしまう。→この死の責任は食事を与えなかった者に帰される。→責任を取りたくないから，胃瘻を入れよう，という心理ととられかねないのです。

　ここで問題となるのは，保護責任者遺棄致死罪です（条文は94頁を参照）。保護責任者遺棄致死罪は，簡単に言うと，法的な保護責任がある者が「生存に必要な保護」をしなかったときに問われます。すると問題となるのは，胃瘻造設が「生存に必要な保護」と言えるかどうかで，通常の判断ができる人が望む医療行為であるかどうかという点が問題になります。

　この点は各自の価値判断です。この分野はいまだ日本全体の意見が確立していないので，各自・各施設で議論して頂く必要があります。筆者自身の個人的意見を述べるなら，胃瘻の造設は「生存に必要な保護」とは言えないと考えます。

12 意思無能力者の意思決定

> **事例 12**
>
> 患者は43歳の女性で，重度の知的障害があります。
> てんかん重積発作のために入院しましたが，右股関節脱臼もありました。この脱臼は以前より繰り返しており，装具装着で脱臼の防止を行っていますが，本人は病識がない上に短期記憶も困難なため，すぐに外してしまい，再度脱臼するということを繰り返しています。既往に脳炎，うつ病，てんかん重積発作があります。以前より辻褄の合わない会話がみられていましたが，現在も感情がコントロールできないときは静止もできず，大声を出してしまっています。
> 落ちついているときはある程度のコミュニケーションが可能ですが，理解不十分なところが多々あるため，難しい治療についての同意能力は基本的にかなり厳しい状況です。現在のキーパーソンは母親です。
> 整形外科主治医は，一番の問題点である「痛みの除去」を目的に，手術が必要と判断しました。これに対して本人は，「手術は嫌」と発言しています。しかし母親は「このように何度も脱臼するくらいなら手術を受けさせたい」との意思表示をしました。
> このような場合，手術をしてもよいのでしょうか？

〈回答〉

　今回の問題は，法律上の意思表示はできない患者が望んでいない治療を，患者本人に代わって医療事項について選択をできる者が望んだ場合，治療を行うことができるかという内容です。

結論から言えば、「手術をすることは可能」です。しかし、簡単な話ではありません。

　わかりやすいケースで説明します。まず患者が初期胃癌で手術により完治する可能性が高い場合だったとします。もし放置すれば進行して寿命を縮めるだけではなく、食事が摂れないなど大きな苦痛を伴うことになります。このような状況では、たとえ本人が手術を拒否しようと母親の意見に従い手術することがよいでしょうし、法律的にも本人に代わって意思表示ができる母親が同意している以上、同意のない手術ということにはなりません。

　次に、たとえば美容整形の豊胸術の場合はどうでしょうか？　いくら母親が手術を希望しようと、本人が拒否する場合には行えません。

　この違いを理解するには、「代理人」についての理解が必要です。代理人とは、本人に代わって意思表示を行い、その効果が本人に帰属するものであることは、前述の通りです。ただ、代理人は本人に代わって意思表示はできますが、本人の意に反して、または反すると予測することについて、意思表示を行うことはできません。代理人とは本人の身代わりですので、たとえ代理人自身がやりたくても、本人が反対することが予測されるなら、そのような判断を行ってはなりません。嫌なら代理人をやめればよいということになります。

　つまり、大事なのは本人の意思がどうなのかということですが、本人の意思が確認できない状況においては、もし本人が普通に意思表示できたら治療に同意するかどうかという仮定での視点が重要となります。ここで言う"普通に意思表示できる"人というのは、自身の思想信条などを前提としながら説明を理解できる合理的な人ということですので、思想信条が特に判断に影響を及ぼさないなら（エホバの証人等の場合は当然考慮が必要です）、医学的合理性や必要性を考慮しなければなりません。

　したがって、胃癌の場合には母親の意見に従ってもよさそうですが、豊

胸術の場合には医学的合理性や必要性がなさそうなので，母親の意見に従うべきではないということになります。

さて，本件の患者は法律上の意思能力がないため，もしきちんと話を理解できたらどう考えるのかを想像しなければなりません。今回の手術は医学的合理性・必要性があるので，もしきちんと説明を理解できた場合，同意するものと考えます。ですから，本件については手術が行えると考えられます。

最後に，1つ考えてみて頂きたいことがあります。

本件において，逆に母親が手術をしないという選択をし，本人はどうしても痛みを取りたいので手術をしてほしいと言ったとしたら，どうすればよいでしょうか？ 法律的には，母親の意見にだけ従っていれば裁判などのトラブルは生じにくいと思います。しかし，トラブルさえ生じなければよいという考えで患者を見ず，患者の家族のほうばかり見ていてよいのでしょうか？

これには答えはありません。ぜひ各自・各医療機関で検討してみて下さい。

13 未告知の患者への明細書発行と法的責任

事例13

2012（平成24）年4月1日以降，診療報酬明細書請求を電子化している医療機関では，医療費の明細書発行が義務化されています。ただし，検査名や薬品名から不治の病であることが推測され，療養の継続に支障が出ると判断される場合は明細書発行の対象外となっています。しかし未告知患者に対して明細書を発行しない明確な理由を説明するのは困難なため，実際には発行されているのが現

状です。

　もちろん発行される明細書には病名は記載されませんが，たとえば認知症の場合は「認知症専門医紹介加算・ドネペジル」などの文字が記載されるので患者に病名がわかってしまい，未告知患者に医師の意図しない「不用意な告知」を及ぼす危険性があります。民法第645条によって，医師は診断の結果を患者に説明報告する義務があり，違反すると損害賠償義務を負うことにもなりますが，家族が告知を拒否した場合は医師が損害賠償義務を負うことはないのでしょうか。また，医師からの告知前に発行された明細書によって患者が病名を知り，自殺または未遂に至った場合，責任の所在はどこに求められるのですか。

〈回答〉

　まずこの事例に触れる前に，患者には病名を告知しなければならないのか？　という問題を考えます。

　告知義務の根拠として，民法第645条による報告義務もありますが，基本的にたとえ癌であろうと，本人が自身の病名を知る憲法上の権利があるのではないかと考えます。これは，自分の生き方を決めるためには，自身の置かれている状況を知ることが大前提になるからで，それは自己決定権を行使するための大前提と言えるからです。逆に，知りたくない権利もあります。が，これは本人が明らかに明示している場合に限られます。

　それ以外に告知しなくてもよい場面とは，自己決定権への奉仕や民法第645条の報告義務を実行することで自殺する具体的な恐れがあるなど，特別な理由がある場合だと考えられます。なぜなら，そうでなければ医師の裁量により話さなくてもよい場面が増えてしまい，本人の自己の病名を知る権利を侵害することになるからです。ですから，原則として告知はしなければなりません。

また，家族が拒否すれば，告知をしてはならないのでしょうか？　家族には患者が病名を知る権利を阻む権利はないのですから，告知の必要がある場合には告知しなければなりません。家族からの告知拒否の申し出については，上記の「自己決定権への奉仕や民法第645条の報告義務を実行することで自殺する具体的な恐れがあるなど，特別な理由」があるかどうかの判断事項になると考えられます。

　次に，「不用意な告知」として損害賠償される場合とは，どのような場合でしょうか？　参考判例（105頁）を見てもらえればわかりますが，告知は，医師が患者への心理的影響を十分に考慮して行わなければなりません。とは言っても，この点は医師の裁量に委ねられています。

　そして，この裁量を逸脱する場合には，医師の義務違反が問われることになります。裁量を逸脱する場合とは「医師の医道上の配慮を無視した患者への精神的打撃のみを意図するというような例外的場合」と考えればよいでしょう。

　以上を前提に，この事例について回答します。

　診療報酬の明細については，保医発0326第2号　平成24年3月26日「「診療報酬請求書等の記載要領等について」等の一部改正について」・保医発0325第6号　平成28年3月25日「「診療報酬請求書等の記載要領等について」等の一部改正について」によって，使用した薬剤名まで記載することが求められています。

　ただし，保医発0305第2号　平成24年3月5日「医療費の内容の分かる領収証及び個別の診療報酬の算定項目の分かる明細書の交付について」において，「電子情報処理組織の使用による請求又は光ディスク等を用いた請求により療養の給付費等の請求を行うこと（以下「レセプト電子請求」と言う）が義務づけられた保険医療機関および保険薬局については，明細書を即時に発行できる基盤が整っていると考えられることから，領収証を

交付するにあたっては，正当な理由がない限り，明細書を無償で交付しなければならないと義務づけられ，その際，病名告知や患者のプライバシーにも配慮するため，明細書を発行する旨を院内掲示等により明示するとともに，会計窓口に「明細書には薬剤の名称や行った検査の名称が記載されます。ご家族の方が代理で会計を行う場合のその代理の方への交付も含めて，明細書の交付を希望しない場合は事前に申し出て下さい」と掲示すること等を通じて，その意向を的確に確認できるようにすること」とされていますので，<u>問題は医療機関がこの対応をしていないときのこととなります</u>（対応をしていた上で，患者が病名を知ったとしても，それは申し出をしなかった家族の問題となります）。

次に，家族が告知を欲しておらず，明細に記載しないように告げていたにもかかわらず記載されてしまった結果，医師の意図しない「不用意な告知」となってしまった場合について検討します。

まず，この場合は医師が告知しないと決めていますので，告知した場合の損害賠償の判断基準である「<u>医師の医道上の配慮を無視した患者への精神的打撃のみを意図するというような例外的場合</u>」というものの適用はありません。つまり，本来告知すべきものであるところ，本人のことを考えて基本的にはその権利のない家族が未告知の依頼をし，医師がそれを了承しているのに，病院側の過失によって患者が自身の病名を知ってしまったということです。さらに本事例の質問内容は，患者が不用意な告知を受けたために将来を悲観して自殺したとすると，どこまで賠償責任があるかということです。

この場合，「不用意な明細の記載」という過失と，患者が病名を知ったことには因果関係がありますので，後は損害との因果関係がどの程度認められるかという問題に帰結します。ただ，一般的には患者がたとえば癌だと知って必ずしも自殺するわけではありませんので，自殺までの因果関係は認められにくいと考えられます。例外的に，この人は癌と知ったら自殺す

る可能性が高いということを知っていた場合にのみ，損害が認められると考えます。

ただし，何も賠償責任がないかと言えば，おそらく，ショックを受けたことについての，精神的慰謝料がその状況に応じて認められる可能性はあります。

〈参考判例～告知について〉

損害賠償請求が認められなかった事例
—— 名古屋地方裁判所　1983（昭和58）年5月27日判決のポイント
- 病名が真実である以上，しかるべき時期に患者に知らせた上で現状を認識させ，場合によっては治療法を自ら選択する機会を与え，さらには来るべき死に対する心の準備をする時間を与えるべきである。
- 癌患者への病名告知の是非については，担当医師が各患者への心理的影響を十分に配慮して決めるべきものであり，そのいずれをとるかは治療上の裁量に委ねられている。
- 癌患者が病名告知により心理的悪影響を受けたとしても，それが医師の医道上の配慮を無視した患者への精神的打撃のみを意図するというような例外的場合を除き，法律上の義務違反とはならない。

〔該当部分の全文〕

患者Aに対するがんの告知について
（一）原告は，Y1がAに対し，がんであることを知らせたこと自体が不法行為を構成すると主張する。《証拠》によれば，医学上，がん患者に対し，その病名を知らせることの適否については医学専門家の間でも見解が分かれており，場合によっては告知する方が治療面の効果もあるとする積極論や患者への心理的悪影響を配慮してこれを

隠した方がよいとする見解のあることが認められる。そして，当裁判所としても，患者への病名の告知がその病名の如何によっては患者に対し精神的にも，ときとしては肉体的にも好ましくない結果をもたらし，それが治療効果を減殺することになる場合もあるであろうことは充分推測できるところであり，特にそれががんという世上不治の病と観念されているものであるときは深刻な打撃を患者に与えることになることが多いと考えるのである。しかし，それが真実である以上，いたずらに病名を秘匿するよりも，むしろしかるべき時期に患者にこれを知らせたうえ，患者にその置かれた現状を認識させ，場合によっては治療法を自ら選択する機会を与え，さらには来るべき死に対する心の準備をする時間を与えるべきであるとする見解も充分に理解できるところである。

(二) このようにみてくると，がん患者に病名を知らせることの是非は単に医学上だけの問題にとどまらず，広く人間諸科学の分野から検討すべき事柄であるが実際の臨床の場においては，各患者ごとに担当医師がその心理的影響を充分に配慮し，これを決すべきものであり，そのいずれをとるかは治療上の裁量に委ねられているというべきである。従ってがん患者がその病名を知らされたことにより心理的悪影響を受けたからといって，それが医師の医道上の配慮を無視した患者への精神的打撃のみを意図するというような例外的場合を除き，直ちに当該医師に何らかの法律上の義務違反があったとすることは相当でないところである。その意味でがん患者には病名を知らされることはないという法律上の利益があるというわけではないから，たまたまがん患者に病名が知られることになってしまった場合においても，医道上の問題は別として，これを知らせた医師につき不法行為が成立するものとは解されないのである。

　　そこで本件の場合をみると，前記五6で認定のような状況で，Y1の

発言からAにその病名ががんであることを気付かせることになったもので，その言動にはいささか配慮に欠ける不用意な点があったとしても，これまでの認定事実からして，Y1にはAとその家族にA県がんセンターを紹介する以上の意図はなかったと認められるから，同被告につき不法行為が成立するとはいえないところである。よって，この点の原告の主張も失当である。

損害賠償請求が認められた事例
── 大阪地方裁判所　1996（平成8）年4月22日判決のポイント
- 医師および医療機関は，癌患者に対して治癒の見通しの告知・説明をする場合，患者の病状や精神状態等を考慮した上で，恐怖感等，不必要な精神的ショックを与えないように，告知，説明をする内容・程度を慎重に検討すべき注意義務がある。

〔該当部分の全文〕

争点2（不相当な死の危険の告知）について
1　《証拠》によれば，以下の事実を認めることができる。
(一) 大阪市内の瓜破地区には斎場や墓地があるところ，Y1は，平成四年八月二八日の抗がん剤投与の開始以後，身体的苦痛を訴える原告に対し，回診の際に「瓜破に行くか」等とたびたび声をかけ，また，診断及び検査データの上で明確な根拠もないのに，あと半年の余命である旨を述べた。そして，右のような説明の後で，原告の受けたであろう心理的動揺をやわらげるような措置をとらなかった。
(二) Y1は，抗がん剤投与を開始した後，新興宗教団体の護符を身体の痛む所に貼るように原告の家族に勧め，原告はこれに従い，護符を身体に貼った。また，平成四年九月二八日には，原告は，Y1を通じて，護符を購入した。

（三）Y1の右各行為により，原告は，強く死の恐怖を植え付けられ，精神的苦痛を被った。
2　思うに，医師及び医療機関は，がんに罹患している患者に対し治癒の見通しの告知ないし説明をする場合，殊に医師のもった見通しが悲観的なものである場合には特に，患者の病状や精神状態等の諸事情を考慮した上で，恐怖感等，不必要な精神的ショックを与えないように，告知ないし説明をする内容及び程度を慎重に検討すべき注意義務があるといわなければならない。ところが，認定した事実を前提とすると，既にがんに罹患している疑いを告知され，抗がん剤を投与中で，身体的苦痛を訴えた原告に対し，Y1は，原告の受ける心情に思いを致すことなく，余命が幾ばくもないとの示唆を不用意に与えたものというべきであり，加えてY1が護符を勧めたことは，本件の状況の下では，原告に，もはや科学的な治療による治癒が不可能であり，残された手だてはいわゆる神頼みしかないと思わせるに十分な不相当な言動というべきであり，医師としての注意義務を怠ったものということができる。そして，Y1の前記認定の言動，その程度及び当時の原告の病状等の諸事情を考慮すると，原告の精神的苦痛を慰謝するには，被告らに連帯して一〇〇万円を支払わせるのが相当である。

14　身寄りのない患者のDNAR

> **事例14**
>
> 　身寄りのない生活保護の入院患者がおり，認知症のため本人の意思確認はできない状況です。仮にこの患者が急変した場合に備えて，ケースワーカーから蘇生処置拒絶（do not attempt resuscita-

tion：DNAR）を取ることは可能でしょうか？　ケースワーカーはどこまで代理人権限を有するのでしょうか？

〈回答〉

　身寄りのない患者の場合，基本的に意思決定を行う人はいませんし，法律上の代理権を有する可能性がある人もいません。ですから，この場合は代理人を探してもどうしようもありません。

　このような場合には，多職種会議が適当かと考えます。その多職種会議にケースワーカーを入れるのがよいと思います。

　DNAR（do not attempt resuscitation）を取得すべきかどうかの判断は，元気だった頃の本人の言動等から推察した本人の意思を多職種会議で議論して，どのような方針にすべきかを検討してもらえればよいと思います。その際「終末期医療の決定プロセスに関するガイドライン」（厚生労働省，2007年）を参考にして下さい。本事例ではガイドラインの③に当たります。

　「最善の治療方針」についての判断ですが，自分だったら，自分自身の親だったらどうしたいかという基準で判断すべきでしょう。必ずしも全部行うことが最善ではありません。可能性が低いのに苦痛を伴う治療を継続する，開始するということは，虐待と何ら違いがないと筆者は考えます。

終末期医療の決定プロセスに関するガイドライン―厚生労働省2007（平成19）年5月作成
(2) 患者の意思の確認ができない場合
患者の意思確認ができない場合には，次のような手順により，医療・ケアチームの中で慎重な判断を行う必要がある。
　①家族が患者の意思を推定できる場合には，その推定意思を尊重し，患者にとっての最善の治療方針をとることを基本とする。

②家族が患者の意思を推定できない場合には，患者にとって何が最善であるかについて家族と十分に話し合い，患者にとっての最善の治療方針をとることを基本とする。
③家族がいない場合及び家族が判断を医療・ケアチームに委ねる場合には，患者にとっての最善の治療方針をとることを基本とする。

column

DNAR（Do Not Attempt Resuscitation）について

　蘇生のための心臓マッサージは，強い圧迫のために胸骨や肋骨が骨折してしまうなど，患者にとって苦痛や負担の大きい処置です。DNARとは，心肺停止状態となった患者の尊厳を守るために，蘇生の措置をしないと事前に決めておくことを意味します。

　医師や看護師らで構成する医療チームが，患者本人や家族と話し合いながら決定し，指示を出すことになります。対象は，あくまでも蘇生しても救命の見込みがない患者に限られ，蘇生により救命ができる患者は含まれません。

　特に問題となるケースは，治療すれば病気自体が治る可能性があるにもかかわらず，DNARとなっているからといって蘇生措置を行わない場合ですが，これはそもそも制度を勘違いしています。

　悩ましいのは，蘇生して救命の見込みがあるものの，原疾患により今後も苦痛が継続する可能性がある場合です。こうしたケースについては，要件には当てはまらないものの，DNARの考えを準用して対応すべきではないかと考えますが，結論はいまだ確定していません。

15 精神障害者とは？

事例 15

「精神保健及び精神障害者福祉に関する法律」の第5条に「この法律で『精神障害者』とは，統合失調症，精神作用物質による急性中毒又はその依存症，知的障害，精神病質その他の精神疾患を有する者をいう」とあります。この条文中の「その他の精神疾患」とは，どこまでの範囲を指すのですか。

〈回答〉

障害者基本法において「障害者」とは「身体障害，知的障害又は精神障害（以下「障害」と総称する）があるため，継続的に日常生活又は社会生活に相当な制限を受ける者」と定義されています。

これにより，列挙された「統合失調症，精神作用物質による急性中毒又はその依存症，知的障害，精神病質」に限らず「精神疾患によって」「継続的に日常生活又は社会生活に相当な制限を受ける者」ということになり，これが範囲となります。

これに該当する人の意思能力は低下もしくは失われているものとして対応する必要があります。

16 ワクチン接種と賠償責任の所在

事例 16

高齢者のワクチン定期接種(例えばインフルエンザと肺炎球菌)に際し,本人の意思確認がなされなかった場合は「任意接種」として取り扱うとされています。認知症患者に限らず高齢者への接種の場合,その意思確認作業はしばしば困難なので,現場では明確な意思確認ができなくとも,診察後に接種することが多いのではないでしょうか。

(1) 高齢者のワクチン定期接種による副反応被害の救済措置はどのようになっていますか。

(2) 明確な意思確認ができない状況で(認知症のため,接種に伴う副反応発生を理解できていないなど)接種が実施され,不幸にも重篤な副反応が発生した場合は定期接種としての救済措置となるのでしょうか。あるいは任意接種としての扱いになるのでしょうか。

(3) 接種医の責任はどのように考えればよいのでしょうか。

〈回答〉

(1) 高齢者に限らず,ワクチン定期接種において発生した健康被害については,予防接種法に基づき,市町村から支払いが行われます(図1)。

問題は,どのような場合に給付が行われるかですが,同法15条1項によれば,①定期予防接種を受ける,②疾病に罹患,③障害が残存または死亡する,④①と③に因果関係があると厚生労働大臣が認定する,という条件を満たす必要があります。

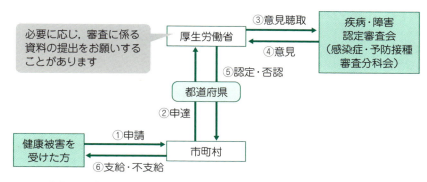

図1 ● 定期予防接種による健康被害の救済措置申請から認定・支給までの流れ

> 予防接種法
> （健康被害の救済措置）
> 第十五条　市町村長は，当該市町村の区域内に居住する間に定期の予防接種等を受けた者が，疾病にかかり，障害の状態となり，または死亡した場合において，当該疾病，障害または死亡が当該定期の予防接種等を受けたことによるものであると厚生労働大臣が認定したときは，次条および第十七条に定めると項により，給付を行う。
> 2　厚生労働大臣は，前項の認定を行うにあたっては，審議会等で政令で定めるものの意見を聴かなければならない。

　ここで要件のひとつであるワクチンの「定期接種」について解説します。
　ワクチンの定期接種とは，「国が予防接種の必要があると認め，政令で定めた疾病に対して期日または期間を指定して行われるもののこと」で，予防接種法施行令1条の3で，ワクチン対象疾患とその期間が定められています（**表1**）。この期間内に接種しなければ，たとえ対象疾患のワクチンでも，特別の場合を除いて任意接種という扱いになります。

表1 ● ワクチン対象疾患と期間

疾病	予防接種の対象者
ジフテリア	一　生後三月から生後九十月に至るまでの間にある者 二　十一歳以上十三歳未満の者
百日せき	生後三月から生後九十月に至るまでの間にある者
急性灰白髄炎	生後三月から生後九十月に至るまでの間にある者
麻しん	一　生後十二月から生後二十四月に至るまでの間にある者 二　五歳以上七歳未満の者であって，小学校就学の始期に達する日の一年前の日から当該始期に達する日の前日までの間にあるもの
風しん	一　生後十二月から生後二十四月に至るまでの間にある者 二　五歳以上七歳未満の者であって，小学校就学の始期に達する日の一年前の日から当該始期に達する日の前日までの間にあるもの
日本脳炎	一　生後六月から生後九十月に至るまでの間にある者 二　九歳以上十三歳未満の者
破傷風	一　生後三月から生後九十月に至るまでの間にある者 二　十一歳以上十三歳未満の者
結核	一歳に至るまでの間にある者
Hib感染症	生後二月から生後六十月に至るまでの間にある者
肺炎球菌感染症（小児がかかるものに限る。）	生後二月から生後六十月に至るまでの間にある者
ヒトパピローマウイルス感染症	十二歳となる日の属する年度の初日から十六歳となる日の属する年度の末日までの間にある女子
水痘	生後十二月から生後三十六月に至るまでの間にある者
B型肝炎	一歳に至るまでの間にある者
インフルエンザ	一　六十五歳以上の者 二　六十歳以上六十五歳未満の者であって，心臓，腎臓若しくは呼吸器の機能の障害又はヒト免疫不全ウイルスによる免疫の機能の障害を有するものとして厚生労働省令で定めるもの
肺炎球菌感染症（高齢者がかかるものに限る。）	一　六十五歳の者 二　六十歳以上六十五歳未満の者であって，心臓，腎臓若しくは呼吸器の機能の障害又はヒト免疫不全ウイルスによる免疫の機能の障害を有するものとして厚生労働省令で定めるもの

ただし，高齢者に対して行われる肺炎球菌ワクチンについては，「B類疾病」とされていますので，救済措置としての給付の範囲は予防接種法16条2項によって規定されます。つまり，肺炎球菌ワクチンを対象期間に接種する場合，高齢者に対して行われる補償は，幼児の定期接種時に支払われる補償給付の額とは計算方法から異なりますのでご注意下さい。その額は，定期接種であったとしても基本的に任意接種と同じとなります。(独立行政法人医薬品医療機器総合機構法16条1項参照)

　(2) これについては(1)で述べた通り，どちらであろうと補償は任意接種と同じになります。ただ，本人の意思確認ができない場合に，ワクチンを接種すべきかどうかは，別途検討をされるべきかと思います。この点については，本人に代わってICを取れるのであれば，それを取った上で行って下さい。ICが取得できないような身寄りがない方の場合には，やはり多職種会議等で決めるのがよいと思いますが，当然患者が認知症等で意思確認作業が困難になる前の意思や思想信条を十分に考慮しなければなりません。

　(3) 副反応等が誰に生じるかはわからない以上，きっちりと問診を行い，接種すべき人に接種する限り接種医が責任を問われることはないと思われます。一定確率で生じる副反応等については，基本的に定期接種は日本の国民全体の利益につながることですから，その補償も日本国民全体で行うことになります。
　ただし，問診等の手続きに不備がある場合や，本人の意思確認やこれに代わる意思表示がなされていない状況での接種については，生じた損害に対して医療機関による賠償責任も生じえますので，ご注意下さい。

17 改正道路交通法と認知症の診断について

> **事例17**
>
> 交通事故のリスクが高い認知症の患者本人が，地方在住で交通手段がないという理由で車の運転の継続を希望している場合，担当医師としてはどのように対応すればよいでしょうか。

〈回答〉

　この場合に問題となるのは，認知症患者が車を運転していて交通事故を引き起こした際に，医師がどのような責任を問われるかという点ですが，患者とその付添家族にきちんと説明している限り，責任を問われることはありません。

　その理由について解説します。まず，交通事故を起こした場合の裁判では，基本的には被害者やその相続人が，民法の不法行為や自動車損害賠償保障法3条に基づいて，加害者に対して損害賠償請求を行います。医師を訴えることも不可能ではありませんが，その条件は，医師の行為に何らかの過失があり，その過失によって患者が運転をした，またはその過失がなければ患者が運転をしなかった場合です。

　なぜこれらの場合に限定されるかと言えば，医師には患者の運転を止める義務も止める権限もないからです。運転するかしないかという患者の自己決定に対して，医師は情報提供という間接的な役割しか担っていないのです。

　では，具体的にはどのような場合かと言うと，医師が，その患者が認知症のために運転できないことを知りつつ，または診療において知ることができる状況だったにもかかわらず，①運転の許可を与えた場合，②認知症や投与している薬の影響により運転は禁止であると伝えなかったため患者

が運転してしまった場合，などが考えられます。このような事態を避けるためには，認知症の可能性がある患者には理由を伝えた上で「車を運転しないで下さい」と説明し，きちんと診療録に書いておくだけでよいのです。注意して守らなかったとしても，それは患者の責任となります。これについて医師には通報義務もなく，運転を止めなければいけない責任もありません（倫理的な問題は残るので，そこまで責任がないとは言えません）。

以上のように，認知症患者が運転している，または運転を希望している場合には，きちんと説明して運転しないように指導し，診療録に記載することで，医師はリスクを避けることができます。

この点に関連して，2017（平成29）年3月12日に改正道路交通法が施行されましたが，この改正法では認知症の診断に関して医師の役割が非常に重要になってきており，実際多くの医師から質問を受けています。そこで，以下に，改正道路交通法の高齢運転者対策の部分について，詳しく解説していきたいと思います。

(1) 改正道路交通法について

①改正のポイント

今回の改正のポイントは，認知症患者の免許を取り消すことができる手続きを明確にしたことです（巻末資料1）。

認知症に関する部分について，改正後の道路交通法はどのように規定されているかを**表2**に要約しました。

②認知機能検査

道路交通法101条の4の第1項では，免許の更新に際し，70歳以上の人は高齢者講習（合理化講習と言い，2時間程度）を受講することが規定されています。そして第2項では，75歳以上の人は更新の際に認知機能検査が義務づけられています。

表2 ● 改正道路交通法における認知症に関する規定（要約）

① 75歳以上で運転免許の更新の時には認知機能検査を受けなければならない。

② 75歳以上で一定の道路交通法違反を犯した場合も臨時で認知機能検査を受けなければならない。

③ 認知機能検査で第1分類（記憶力・判断力が低くなっている者）と判定された場合は，臨時適性検査を受けるか，医師の診断を受けなければならない。

④ 臨時適性検査や医師の診断により認知症と診断された場合は，免許が取り消される。

⑤ ①の場合で，第2分類（記憶力・判断力が少し低くなっている者）や第3分類（記憶力・判断力に心配のない者）の場合には，高齢者講習を受ければ，免許は更新できる。

⑥ ②の場合で，第2分類かつ認知機能が低下している場合（以前の検査より悪化している場合）には，高齢者講習を受ければ免許が更新できる。また，第3分類や認知機能の悪化のない第2分類の場合には，免許はそのまま継続される。

道路交通法

（七十歳以上の者の特例）

第百一条の四

一　免許証の更新を受けようとする者で更新期間が満了する日における年齢が七十歳以上のものは，更新期間が満了する日前六月以内にその者の住所地を管轄する公安委員会が行つた第百八条の二第一項第十二号に掲げる講習を受けていなければならない。ただし，当該講習を受ける必要がないものとして政令で定める者は，この限りでない。

二　前項に定めるもののほか，免許証の更新を受けようとする者で更新期間が満了する日における年齢が七十五歳以上のものは，更新期間が満了する日前六月以内にその者の住所地を管轄する公安委員会が行つた認知機能検査を受けていなければならない。この場合において，公安委員会は，その者に対する同項の講習を当該認知機能検査の結果に基づいて行うものとする。

この認知機能検査とは，道路交通法規則において，

> 道路交通法規則
> （認知機能検査）
> 第二十六条の三　認知機能検査は，次に掲げる方法により行うものとする。
> 一　認知機能検査を行つている時の年月日，曜日及び時刻を記述させること。
> 二　十六の物の図画を当該物の名称及び分類とともに示した時点から一定の時間が経過した後に当該物の名称を記述させること。
> 三　時計文字盤を描かせた後に，指示した時刻を時針及び分針により表示させること。

と規定されている通り，3つの内容の検査が行われます（巻末資料2参照）。

まず，今の年月日，曜日，時刻を言ってもらいます。

その後，4種類のイラストが描かれたボード（巻末資料3）が4枚提示されるので，検査員の説明を受けながらその内容を記憶してもらいます。

記憶後，介入課題という名の検査が行われます（巻末資料2の問題用紙2，回答用紙2）。この問題は評価の対象とはなりません。

介入課題終了後，先ほど覚えたイラストの絵をヒントなしで回答し（巻末資料2の問題用紙3，回答用紙3），次に同じことをヒントありで行います（巻末資料2の問題用紙4，回答用紙4）。

最後に時計の文字盤を描くように指示され，その文字盤の上に，指定された時刻を描くように言われます（巻末資料2の問題用紙5，回答用紙5）。

採点は巻末資料4の基準で行われます。1つ目の時間の見当識（A）については最大で15点，2つ目の手がかり再生（B）については最大（ヒントなしですべて回答した場合）で32点，3つ目の時計描写（C）については最大

で7点となっていて，次の式で総合点を算出します。

　　総合点＝ $1.15 \times A + 1.94 \times B + 2.97 \times C$

　そして総合点が49点未満の人を記憶力・判断力が低くなっている者（第1分類）に，49点以上76点未満の人を記憶力・判断力が少し低くなっている者（第2分類）に，76点以上の人を記憶力・判断力に心配のない者（第3分類）に分類します。

　このような検査を受け，第3分類であった場合には2時間の高齢者講習を，第2分類であった場合には3時間の高齢者講習（この場合は高度化講習と言われ，3時間程度かかります）を受ければ，免許が更新されます。

　問題になるのは第1分類となった場合です。この場合には臨時適性検査を受けるか，医師の診察を受けて診断書を提出しなければなりません。

③ **臨時適性検査と医師の診断書**

　臨時適性検査とは，基本的には専門医療機関において，専門医によって行われる検査のことです。臨時適性検査の結果や，医師の診察によって認知症と診断された場合には，運転免許が取り消されることになります。

道路交通法

第百三条　免許（仮免許を除く。以下第百六条までにおいて同じ。）を受けた者が次の各号のいずれかに該当することとなつたときは，その者が当該各号のいずれかに該当することとなつた時におけるその者の住所地を管轄する公安委員会は，政令で定める基準に従い，その者の免許を取り消し，又は六月を超えない範囲内で期間を定めて免許の効力を停止することができる。ただし，第五号に該当する者が前条の規定の適用を受ける者であるときは，当該処分は，その者が同条に規定する講習を受けないで同条の期間を経過した後でなければ，することができない。

一　次に掲げる病気にかかつている者であることが判明したとき。

> イ　幻覚の症状を伴う精神病であつて政令で定めるもの
> ロ　発作により意識障害又は運動障害をもたらす病気であつて政令で定めるもの
> ハ　イ及びロに掲げるもののほか，自動車等の安全な運転に支障を及ぼすおそれがある病気として政令で定めるもの
>
> 一の二　認知症であることが判明したとき。

　認知症と診断されなくても，「認知機能の低下の恐れがあると判断された者」は，3時間の高齢者講習を受けなければなりません。

(2) 一定の違反をした場合

　さらに，一定の道路交通法違反をした場合にも，臨時認知機能検査を受けるか，医師の診断書を提出しなければなりません。なお，臨時認知機能検査は，1節2項で解説した認知機能検査と同じです。臨時認知機能検査で第1分類となった場合も，1節3項で規定しているのと同じく，医師の診断書を提出するか，臨時適性検査を受けなければなりません。
　一定の違反行為とは，以下の行為とされます。

> 道路交通法施行令
> （認知機能が低下した場合に行われやすい違反行為）
> 第三十七条の六の三
> 法第百一条の七第一項の政令で定める行為は，自動車等の運転に関し行われた次に掲げる行為とする。
> 一　法第七条（信号機の信号等に従う義務）の規定に違反する行為
> 二　法第八条（通行の禁止等）第一項の規定に違反する行為
> 三　法第十七条（通行区分）第一項から第四項まで又は第六項の規定

に違反する行為

四　法第二十五条の二（横断等の禁止）の規定に違反する行為

五　法第二十六条の二（進路の変更の禁止）第二項又は第三項の規定に違反する行為

六　法第三十三条（踏切の通過）第一項又は第二項の規定に違反する行為

七　法第三十四条（左折又は右折）第一項，第二項，第四項又は第五項の規定に違反する行為

八　法第三十五条（指定通行区分）第一項の規定に違反する行為

九　法第三十五条の二（環状交差点における左折等）の規定に違反する行為

十　法第三十六条（交差点における他の車両等との関係等）の規定に違反する行為

十一　法第三十七条（交差点における他の車両等との関係等）の規定に違反する行為

十二　法第三十七条の二（環状交差点における他の車両等との関係等）の規定に違反する行為

十三　法第三十八条（横断歩道等における歩行者等の優先）の規定に違反する行為

十四　法第三十八条の二（横断歩道のない交差点における歩行者の優先）の規定に違反する行為

十五　法第四十二条（徐行すべき場所）の規定に違反する行為

十六　法第四十三条（指定場所における一時停止）の規定に違反する行為

十七　法第五十三条（合図）第一項又は第二項の規定に違反する行為

十八　法第七十条（安全運転の義務）の規定に違反する行為

（つまりは，信号無視，通行禁止違反，通行区分違反，横断等禁止違反，進路変更禁止違反，遮断踏切立入り等，交差点右左折等方法違反，指定通行区分違反，環状交差点左折等方法違反，優先道路通行車妨害等，交差点優先車妨害，環状交差点通行車妨害等，横断歩道等における横断歩行者等妨害，横断歩道のない交差点における横断歩行者妨害，徐行場所違反，指定場所一時不停止等，合図不履行，安全運転義務違反）

また，第2分類で以前の認知機能検査よりも悪い判定が出た場合には，3時間の高齢者講習を受けなければ免許が更新されません。それ以外，つまり第3分類と第2分類で認知機能の悪化がない場合には，そのまま免許が継続されます。

(3) 医師への影響

さて，今回の改正で，医師にはどのような影響があるのでしょうか？

この診断書の件で，医師が刑事事件の対象になることはない等の話が2013（平成25）年11月19日参議院・法務委員会において警察庁交通局長の答弁でなされていますが，この点も含めて，医師にどのような影響があるのか検討してみます。

①刑事事件として裁かれる可能性

最も恐ろしいのは，診断書を出した場合に虚偽診断書作成罪等の罪に問われるかもしれないという点です。率直に言って，法律に「免責する」と書かれていない以上，事件化の可能性は残ります。

たとえば，医師が認知症であると考えながらも車が使えないと不便であろうという判断を加えて，やむなく認知症ではないという診断書を書き，これが警察に提出された場合を想定します。その患者が免許の更新後に事故を起こし，世論がこの患者へのバッシングに動いた場合，当然診断書を書いた医師にも矛先が向きます。そして診療録等から，実は認知症である

ことを知っていながら認知症でないと診断したことがわかってしまうと，警察は世論に押されて医師を虚偽診断書作成罪で捜査せざるをえなくなります。

認知症と知りながら認知症でないという診断書を提出するという行為は，刑事事件となりうると考えて頂いたほうがよいと思います。

ただし，診断ミス等の過失によって認知症の人を認知症でないと診断した場合などについては，刑事事件になる可能性はほとんどないと考えられます。

②民事事件に巻き込まれる可能性

現実的に問題となりうるのは，こちらの場合です。民事事件に巻き込まれる可能性は十分にあります。

たとえば，診断ミスなどの過失によって認知症の人を認知症でないと診断した場合，医師の過失がなければ認知症と診断され，運転していなかったと言えますから，事故と医師の過失との因果関係が明確になります。そうなると，医師に対して賠償命令がくだされます。たとえ被害者がこのような訴えをしなくても，認知症患者の訴訟代理人が医師の過失を指摘して，訴訟に巻き込むケースも考えられます（筆者が交通事故の代理人をする場合には，この点も当然想定しますし，そこで医師に対して配慮することは依頼者との利益相反になるためできません）。

このほか，運転できなくなった患者が医師を訴える場合が考えられます。これについては如何ともしがたいところがあります。なぜなら，日本では「裁判をする権利」が憲法により認められているからです。

> 日本国憲法
> 第三十二条　何人も，裁判所において裁判を受ける権利を奪はれない。

③患者との関係の悪化

 かかりつけの医師は患者をよく知っているからと，認知症の専門家でなくとも認知症の診断を期待されることがあります。この期待に応えようと，患者からの依頼を受けて診察し，患者の意思に反して診断書に認知症と書いたとします。その場合，行ったことは正しくても，患者の感情は害されます。認知機能の低下のため，合理的な説明が耳に届かないかもしれません。さらに，様々な悪評を立てられるかもしれません。

 そして，患者はかかりつけ医師の診療所へ足を運ばなくなる可能性もあります。そうなると，本来治療しなければならない疾患の治療が行えず，患者の健康にとって良くない事態が生じます。かかりつけ医師との関係悪化は，その患者にとって生命身体の危険を大きくするものですから，この点はよく考慮して頂きたいと思います。

④筆者の考え

 筆者は，かかりつけ医師は，患者の権利の制限になることについては直接関わるべきではないという立場です。なぜなら，かかりつけ医師は患者の拠りどころであり，患者を指導して正しい医療を受けさせることのできる数少ない存在だからです。診断をすることで，患者がかかりつけ医師に受診しなくなるという事態は避けるべきです。

 かといって，2017年の道路交通法改正に基づく認知症の診断は誰かが行わなければなりません。ではどうするかですが，認知症疾患医療センターなどの専門病院への紹介については，現実問題として今回の認知症患者の診断だけでもパンクする恐れがあるため，積極的にはお勧めできません。

 もし，「認知症」と診断することで患者との関係悪化が予想されるなら，地元の他の地区の医師に紹介状を書いて診断してもらうという方法がよいと思います。それにより，かかりつけ医師は認知症の診断に直接関わらないので，患者との関係悪化が最小限に抑えられます。

 当然ですが，逆に診断の依頼を受けることもありうるので，その際は断

らないようにしなければなりません。この点については，各地域の医師会などでぜひ話し合って頂ければと思います。

⑤ 解決できない問題

2017年の道路交通法改正では，運転ができなくなる患者への手当てがされていないという問題を残しています。

東京や大阪の中心部ならよいですが，地方の都市において自動車が使えなくなることは，文字通り致命的です。食品等の生活必需品の買い出しや通院など，すべて自動車があるからこそ成り立っています。運転免許は命をつなぐ道具なのですが，それを取り上げることの意味を十分に検討できていないままに，今回の制度がスタートしてしまいました。運転免許の自主返納者に対する地方自治体の様々な優遇措置はありますが，この制度を始める前に，自動運転などの技術を利用して，認知機能低下による運転リスクを軽減する方策も検討してほしかったところです。

18 認知症

事例18

87歳の男性入院患者についてです。認知症のため意思表示ができません。普段から，60歳の娘が看病や様々な手続きをしたり，治療についての話を聞きにきたりしています。ところが，突然58歳の息子から，後見人を付けるためのカルテ開示請求がなされました。このような場合，カルテを開示しなければならないのでしょうか？

〈回答〉

カルテ開示をできるのは，原則として患者本人のみとなっています。カ

ルテは個人情報ですから，たとえ家族であろうと，本人の同意がない限り開示できないのが原則です。ただ本事例のように，開示の意思表示ができるはずの本人が意思能力を失っている場合，代わりに誰が請求できるのかという疑問が生じます。

このような医療における個人情報保護法に絡む問題については，「診療情報の提供等に関する指針」（医政発0917第15号）（各都道府県知事あて厚生労働省医政局長通知）や「医療・介護関係事業者における個人情報の適切な取扱いのためのガイダンス」（／個情第534号／医政発0414第6号／薬生発0414第1号／老発0414第1号／）（各都道府県知事あて個人情報保護委員会事務局長，厚生労働省医政局長，厚生労働省医薬・生活衛生局長，厚生労働省老健局長通知）を参考にして下さい。これらには法的拘束力はありませんが，倫理指針となりうるので，これに従っている限り，仮に争いに巻き込まれても，大きな損害を被ることは少ないと考えられます。

本事例について言えば，「診療情報の提供等に関する指針」の7では，「(2) 診療記録の開示を求め得る者」として，「④患者が成人で判断能力に疑義がある場合は，現実に患者の世話をしている親族およびこれに準ずる者」が挙げられており，60歳の娘がこれに該当しますから，同指針によれば，今回の開示については請求を拒否できるのではないかと考えられます。

また，本書で解説した原則から考えると，家族全員の同意の意思表示がなければ，患者本人の同意に代わる者とはなりませんので，この点からも開示請求については拒否できると考えられます。

以上から，開示を拒否してもよいのではないでしょうか。

診療情報の提供等に関する指針

7　診療記録の開示

(1) 診療記録の開示に関する原則

　○医療従事者等は，患者等が患者の診療記録の開示を求めた場合に

は，原則としてこれに応じなければならない。
○診療記録の開示の際，患者等が補足的な説明を求めたときは，医療従事者等は，できる限り速やかにこれに応じなければならない。この場合にあっては，担当の医師等が説明を行うことが望ましい。
(2) 診療記録の開示を求め得る者
○診療記録の開示を求め得る者は，原則として患者本人とするが，次に掲げる場合には，患者本人以外の者が患者に代わって開示を求めることができるものとする。
① 患者に法定代理人がいる場合には，法定代理人。ただし，満15歳以上の未成年者については，疾病の内容によっては患者本人のみの請求を認めることができる。
② 診療契約に関する代理権が付与されている任意後見人
③ 患者本人から代理権を与えられた親族およびこれに準ずる者
④ 患者が成人で判断能力に疑義がある場合は，現実に患者の世話をしている親族およびこれに準ずる者

19 認知症を発症した患者から，「遺言状を書きたいので立ち会いをしてほしい」と言われた場合の対応

事例19

認知症を発症した患者から，「遺言状を書きたいので立ち会ってほしい」と言われました。どのように対応すればよいでしょうか。また，遺言にはどのようなものがあるのでしょうか。

〈回答〉

遺言の方式について，民法では様々な方式が規定されています。

その中で，特に医師が関わる可能性があるものをピックアップすると，

①公正証書遺言

②秘密証書遺言

③成年被後見人の遺言

④死亡の危急に迫った者の遺言

⑤伝染病隔離者の遺言

⑥在船者の遺言

が挙げられます。これらのうちで，認知症患者に関わるものでは①～③があります。

①公正証書遺言：公証人が遺言者の口述を筆記し，これを遺言者および証人に読み聞かせるなど行い，最後に各自が署名して成立するものです。これになぜ医師が関わるかといえば，公証人が病院に出向いてきて病室で作成することもできるからです。その際に医師が呼ばれて，証人として立ち合うことを要請される場合があります。これは，親族などの関係者は証人となることができないため，適当な証人を確保しにくいことが要因です。

②秘密証書遺言：遺言者が自ら作成した遺言書を，記載内容は秘密にしたまま，公証人の目の前で遺言書の「存在」のみを証明してもらう方式の遺言です。これも遺言書の存在を2人の証人により確認してもらわなければなりません。このような手続きが病室で行われる場合，①の場合と同じく，医師が証人になることを要請されることがあると思われます。

③成年被後見人の遺言：一時意思能力がなくなっていた成年被後見人が，事理弁識能力がある状態に回復した場合，医師2人の立会いのもとで作成する方式の遺言で，これについては，立ち合いは医師に限定されます。それは，医師以外には，事理弁識能力が回復したかどうかの判断が行いにくい点にあります。

④〜⑥の形式は，死期が迫った人の遺言であり，医師が傍にいる可能性が十分にありうるものであることから，挙げてみました。

　これらの知識を前提に，本事例に対して回答します。

　証人を用意するのは，遺言者の責任であり，①や②の場合には，可能性は低いものの，後の争いに巻き込まれるリスクがあり，断わっても問題ありません。

　引き受ける場合は，きちんと費用を請求して下さい。時間は1時間もかからないかもしれませんが，1〜2万円相当のことと思います。公証人が用意することもできますし，その場合も当然費用が発生するので，実際に時間拘束がなされる以上，費用を請求することは当然の権利です。

　問題は，③〜⑥の場合です。この場合，費用請求は難しいと思われますが，傍にいる人がそれほど多くないため，断ると遺言者の意思がすべて無効になってしまいます。こうした点も考えながら，自身で引き受けるかどうか，自由に決めて頂ければと思います。

民法

（公正証書遺言）

第九百六十九条　公正証書によって遺言をするには，次に掲げる方式に従わなければならない。

　一　証人二人以上の立会いがあること。

　二　遺言者が遺言の趣旨を公証人に口授すること。

　三　公証人が，遺言者の口述を筆記し，これを遺言者及び証人に読み聞かせ，又は閲覧させること。

　四　遺言者及び証人が，筆記の正確なことを承認した後，各自これに署名し，印を押すこと。ただし，遺言者が署名することができない場合は，公証人がその事由を付記して，署名に代えることができる。

五　公証人が，その証書は前各号に掲げる方式に従って作ったものである旨を付記して，これに署名し，印を押すこと。

（公正証書遺言の方式の特則）

第九百六十九条の二　口がきけない者が公正証書によって遺言をする場合には，遺言者は，公証人及び証人の前で，遺言の趣旨を通訳人の通訳により申述し，又は自書して，前条第二号の口授に代えなければならない。この場合における同条第三号の規定の適用については，同号中「口述」とあるのは，「通訳人の通訳による申述又は自書」とする。

　2　前条の遺言者又は証人が耳が聞こえない者である場合には，公証人は，同条第三号に規定する筆記した内容を通訳人の通訳により遺言者又は証人に伝えて，同号の読み聞かせに代えることができる。

　3　公証人は，前二項に定める方式に従って公正証書を作ったときは，その旨をその証書に付記しなければならない。

（秘密証書遺言）

第九百七十条　秘密証書によって遺言をするには，次に掲げる方式に従わなければならない。

　一　遺言者が，その証書に署名し，印を押すこと。
　二　遺言者が，その証書を封じ，証書に用いた印章をもってこれに封印すること。
　三　遺言者が，公証人一人及び証人二人以上の前に封書を提出して，自己の遺言書である旨並びにその筆者の氏名及び住所を申述すること。
　四　公証人が，その証書を提出した日付及び遺言者の申述を封紙に記載した後，遺言者及び証人とともにこれに署名し，印を押すこと。

　2　第九百六十八条第二項の規定は，秘密証書による遺言について

準用する。

（方式に欠ける秘密証書遺言の効力）

第九百七十一条　秘密証書による遺言は，前条に定める方式に欠けるものがあっても，第九百六十八条に定める方式を具備しているときは，自筆証書による遺言としてその効力を有する。

（秘密証書遺言の方式の特則）

第九百七十二条　口がきけない者が秘密証書によって遺言をする場合には，遺言者は，公証人及び証人の前で，その証書は自己の遺言書である旨並びにその筆者の氏名及び住所を通訳人の通訳により申述し，又は封紙に自書して，第九百七十条第一項第三号の申述に代えなければならない。

2　前項の場合において，遺言者が通訳人の通訳により申述したときは，公証人は，その旨を封紙に記載しなければならない。

3　第一項の場合において，遺言者が封紙に自書したときは，公証人は，その旨を封紙に記載して，第九百七十条第一項第四号に規定する申述の記載に代えなければならない。

（成年被後見人の遺言）

第九百七十三条　成年被後見人が事理を弁識する能力を一時回復した時において遺言をするには，医師二人以上の立会いがなければならない。

2　遺言に立ち会った医師は，遺言者が遺言をする時において精神上の障害により事理を弁識する能力を欠く状態になかった旨を遺言書に付記して，これに署名し，印を押さなければならない。ただし，秘密証書による遺言にあっては，その封紙にその旨の記載をし，署名し，印を押さなければならない。

20 認知症患者に同伴する老人施設の職員への対応

事例 20

老人施設入所者が職員同伴で受診してきますが,入所者本人は認知症で,法的な後見人などがいないことがよくあります。診療などで検査や治療を行う際に必要な本人の同意を得ることが困難な場合,下記の行為は許容されますか?

(1) 病状の説明を患者ではなく同伴職員にすること

(2) 行うべき検査や治療の同意をその同伴職員に求めて,その同意のもとに施行すること

〈回答〉

　本人が意思決定できなくなったとき,誰が代わりに意思決定を行うことができるのかという,まさに本書のテーマに最も関わる問題です。

　ただ,本事例のように特別養護老人ホームなどの老人施設入所者が,その施設の職員を同伴して受診してきた場合は,別途確認しなければならないことがあります。それは,その施設と入所者・その家族(以下,入所者ら)が入所時に,医療機関の受診についての契約をしているかという点です。たとえば入所者らが入所施設との間で,医療機関の受診についてその判断等を委任するような契約をしている場合は,その施設の職員に医療事項の判断権が存在することになります。そのような場合には,施設の職員の判断で医療事項を決めることができます。

　一方,本事例もそうだと思われますが,入所者らとそのような契約をしていない場合があります。その場合は前述の通り,代わりに誰のICを得るのかという問題をご検討下さい。それを前提に以下,解説します。

(1) 前述のような契約がない場合には同伴職員は何ら医療事項についての同意権がありません。ICを得られる人に対してのみ医師の説明義務が発生しますし、それを行わない限り義務を果たしたとは言えません。ですから、患者さんが病状説明を理解しないからと、同伴職員に病状説明を行うことは、法律上何ら義務を果たす行為とは言えないものです。ただし、施設職員から病気に関わる何らかの情報が得られる可能性も高いため、情報の共有という意味において、病状説明をすることは問題ないと考えます。当然個人情報保護法の問題は生じますが、このような施設を第三者として排除することは、本人にとって非常に不利益が大きいと思われますので、この点は「生命身体に～」の要件等に当たると考えるべきだと思います。

(2) 前述の契約がない場合、施設職員にはICの権限がないため、職員に同意を求めてその同意のもとに検査や治療を施行することはできません。このような場合には、施設職員を交えた上での多職種会議を行うべきかと考えます。

21 覚醒剤の使用と通報義務

事例21

先日、20代の患者が意識朦朧で救急搬送されてきました。付き添いの親の希望で覚醒剤の検査をしたところ、陽性反応が出ました。その後家族の通報により、警察官が来院し、捜索差押令状により尿の提出を求められたため提出しました。

後日、救急委員会でこの件が議題となり、今後の対応として、もし陽性反応が出たらすべて医師から警察に通報すべきか、検査した場合、検体は残しておいて警察に対応できるようにしておくべきか、

などを討議しましたが，結論は出ませんでした。

さらに，覚醒剤と麻薬では通報での対応が異なり，かつ守秘義務があるので，警察へ通報するのは法律上問題とならないか，との疑問も出てきました。

このような場合，通報しても問題ないのでしょうか？　仮に通報して，その後に何か問題とならないでしょうか？

〈回答〉

麻薬は麻薬取締法で規定されているとおり，使用している人を発見した場合には通報義務があります。

> 麻薬及び向精神薬取締法
> （医師の届出等）
> 第五十八条の二　医師は，診察の結果受診者が麻薬中毒者であると診断したときは，すみやかに，その者の氏名，住所，年齢，性別その他厚生労働省令で定める事項をその者の居住地（居住地がないか，又は居住地が明らかでない者については，現在地とする。以下この章において同じ。）の都道府県知事に届け出なければならない。

一方で，覚醒剤についてはそのような法律上の規定はないため，公務員でない限り通報義務はなく，通報するかどうかは任意となっています。公務員である地方公共団体等が運営する病院の職員であったり，特定独立行政法人の職員として公務員の身分があったりすれば，覚醒剤であっても通報する義務があることになります。

> 刑事訴訟法
> 第二百三十九条　何人でも，犯罪があると思料するときは，告発をす

> ることができる。
> 　2　官吏又は公吏は，その職務を行うことにより犯罪があると思料するときは，告発をしなければならない。

　したがって，公務員でない限り，通報しなくても罪に問われることはありません。とはいうものの，覚醒剤を使用している患者を発見しながら，見て見ぬふりというのはいかがなものでしょうか？　確かに，病院にとってはトラブルが起こらなければよいのかもしれません。しかし，その患者は，この機会を逃せば今後も覚醒剤を使い続ける可能性が高いと考えられます。覚醒剤常用者が自分ひとりで使用をやめることは大変困難なため，誰かがどこかでやめさせなければなりません。そうでなければ1人の薬物依存患者を生む可能性が出てきます。薬物依存患者を見ながら何もしないというのは，医療機関としてはできる限り避けるべきかと考えます。

　では，覚醒剤の使用について警察に通報した場合，何か問題になるのでしょうか。①刑法134条により，医師には診療で知りえた秘密を漏らしてはならないという守秘義務がありますが，この規定に反することはないのでしょうか？　②また，覚醒剤の使用については患者の個人情報であると言えそうなところ，これを患者の同意なく通報することは個人情報の保護に関する法律に違反しないのでしょうか？　③病院は通報したことで，患者に賠償責任を負うことがあるのでしょうか？

①守秘義務違反にならないか

　医師が覚醒剤患者を発見し，警察に通報したとしても守秘義務違反は問われません。基本的に違法行為を通報することは，違法性阻却（刑法が適用されない場合のこと）がなされる正当行為とされますので，守秘義務違反にはなりません。このことは，最高裁判所平成17年7月19日判決（最高裁判所第一小法廷平成17年（あ）第202号）で，「医師が，必要な治療又は検査の過程で採取した患者の尿から違法な薬物の成分を検出した場合に，

これを捜査機関に通報することは，正当行為として許容されるものであって，医師の守秘義務に違反しないというべきである」として，患者の同意なく覚醒剤患者を通報したとしても，守秘義務違反はないことを明確にしたことからも明らかです。

② **個人情報保護法違反にならないか**

次に，個人情報の保護に関する法律（個人情報保護法）として問題にならないかどうかを検討します。

個人情報とは，要約すれば「生存する個人に関する情報であって，特定の個人を識別することができるもの」となり，これに付随する情報も個人情報となりますが，今回は患者の氏名等により患者は特定の個人として識別されますので，覚醒剤の使用についても個人情報保護法でいうところの個人情報となります。そうすると，同法23条により，第三者への提供は禁止されますが，今回の場合には，同法1項3号の「公衆衛生の向上のために特に必要がある場合であって，本人の同意を得ることが困難であるとき」に該当しますので，この点についても問題にはなりません。

個人情報の保護に関する法律
第23条 個人情報取扱事業者は，次に掲げる場合を除くほか，あらかじめ本人の同意を得ないで，個人データを第三者に提供してはならない。
　一　法令に基づく場合
　二　人の生命，身体又は財産の保護のために必要がある場合であって，本人の同意を得ることが困難であるとき。
　三　公衆衛生の向上又は児童の健全な育成の推進のために特に必要がある場合であって，本人の同意を得ることが困難であるとき。
　四　国の機関若しくは地方公共団体又はその委託を受けた者が法令の定める事務を遂行することに対して協力する必要がある場合であって，本人の同意を得ることにより当該事務の遂行に支

> 障を及ぼすおそれがあるとき。

　そもそも，違法行為を行っている場合は，法律上の保護は受けにくいものです。ですから，通報してもまったく問題ありません。ただし，通報しても問題ないだけで，通報しなければならないというものではありません。この点について筆者はやはり通報すべきで，このような違法行為を発見した場合には警察に通報する旨を明記しておくべき，と考えます。なぜなら，違法行為を行っている人が来院しにくい状況を作れば，法律をきちんと守っている他の患者へ迷惑が少ないですし，病院職員の安全も確保できるからです。

③病院が損害賠償責任を負うことにならないか

　病院が損害賠償責任を負うかについては，可能性はゼロではありません。確かに，覚醒剤の使用について通報したこと自体は不法行為とは言えず，損害賠償請求が認められることはありませんが，覚醒剤使用の発覚の経緯に問題があれば，不法行為と言える可能性があり，この不法行為に基づいて損害賠償請求が許容される危険性があります。

　前述の①の最高裁判所判決においても，尿の採取の経緯についてはかなり詳細に検討していることから，何の根拠もなく尿の採取を行うことは不法行為を構成する可能性があるので，避けなければなりません。少なくとも採尿については，治療の必要性があることが最低条件となりますので，この点については気を付けて下さい。

　なお，どんなに理屈が通っていなくても，訴訟を提起することは自由なため，まったく問題にならないかと問われれば，その可能性は否定できないという回答になります。

巻末資料

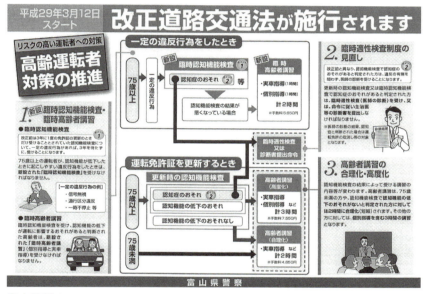

巻末資料1
〔警察庁ウェブサイト(https://www.npa.go.jp/koutsuu/menkyo/kaisei_doukouhou/leaflet_A.pdf)〕

認知機能検査検査用紙

名前	
生年月日	明治・大正・昭和　年　月　日
性別	1 男性　2 女性
普段の車の運転状況	1 週に1回以上運転 2 月に2回程度運転 3 月に1回程度運転 4 2、3か月に1回程度運転 5 ほとんど運転しない

諸注意
1 指示があるまで、用紙はめくらないでください。
2 答を書いているときは、声を出さないでください。
3 質問があったら、手を挙げてください。

問題用紙 1

　この検査には、5つの質問があります。
　左側に質問が書いてありますので、それぞれの質問に対する答を右側の回答欄に記入してください。
　答が分からない場合には、自信がなくても良いので思ったとおりに記入してください。空欄とならないようにしてください。

※ 指示があるまでめくらないでください。

回答用紙 1

以下の質問にお答えください。

質問	回答
今年は何年ですか？	年
今月は何月ですか？	月
今日は何日ですか？	日
今日は何曜日ですか？	曜日
今は何時何分ですか？	時　分

※ 指示があるまでめくらないでください。

問題用紙 2

　これから、たくさん数字が書かれた表が出ますので、私が指示をした数字に斜線を引いてもらいます。
　例えば、「1と4」に斜線を引いてくださいと言ったときは、

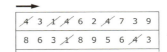

と例示のように順番に、見つけただけ斜線を引いてください。

※ 指示があるまでめくらないでください。

巻末資料2
〔警察庁ウェブサイト（https://www.npa.go.jp/policies/application/license_renewal/ninti/kensay-oshi.pdf）〕

回答用紙 2

→

9	3	2	7	5	4	2	4	1	3
3	4	5	2	1	2	7	2	4	6
6	5	2	7	9	6	1	3	4	2
4	6	1	4	3	8	2	6	9	3
2	5	4	5	1	3	7	9	6	8
2	6	5	9	6	8	4	7	1	3
4	1	8	2	4	6	7	1	3	9
9	4	1	6	2	3	2	7	9	5
1	3	7	8	5	6	2	9	8	4
2	5	6	9	1	3	7	4	5	8

※ 指示があるまでめくらないでください。

問題用紙 3

　少し前に、何枚かの絵をお見せしました。

　何が描かれていたのかを思い出して、できるだけ全部書いてください。

※ 指示があるまでめくらないでください。

回答用紙 3

1. ＿＿＿＿＿＿＿＿
2. ＿＿＿＿＿＿＿＿
3. ＿＿＿＿＿＿＿＿
4. ＿＿＿＿＿＿＿＿
5. ＿＿＿＿＿＿＿＿
6. ＿＿＿＿＿＿＿＿
7. ＿＿＿＿＿＿＿＿
8. ＿＿＿＿＿＿＿＿
9. ＿＿＿＿＿＿＿＿
10. ＿＿＿＿＿＿＿＿
11. ＿＿＿＿＿＿＿＿
12. ＿＿＿＿＿＿＿＿
13. ＿＿＿＿＿＿＿＿
14. ＿＿＿＿＿＿＿＿
15. ＿＿＿＿＿＿＿＿
16. ＿＿＿＿＿＿＿＿

※ 指示があるまでめくらないでください。

問題用紙 4

　今度は回答用紙の左側に、ヒントが書いてあります。

　それを手がかりに、もう一度、何が描かれていたのかを思い出して、できるだけ全部書いてください。

※ 指示があるまでめくらないでください。

巻末資料2 ● つづき

回答用紙 4

1. 戦いの武器 _____
2. 楽器 _____
3. 体の一部 _____
4. 電気製品 _____
5. 昆虫 _____
6. 動物 _____
7. 野菜 _____
8. 台所用品 _____
9. 文房具 _____
10. 乗り物 _____
11. 果物 _____
12. 衣類 _____
13. 鳥 _____
14. 花 _____
15. 大工道具 _____
16. 家具 _____

※ 指示があるまでめくらないでください。

問題用紙 5

　この検査では、時計を描いてもらいます。最初に、時計の文字盤を描いてもらいます。大きな円を描いて、円の中に数字を全部書き込んでもらいます。

　後で時間を指定しますので、その時間を示すように時計の針を描いてもらいます。

※ 指示があるまでめくらないでください。

回答用紙 5

（時計描画）

巻末資料2 ● つづき

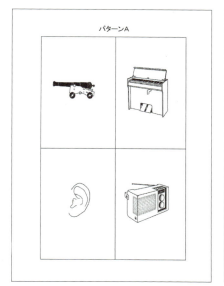
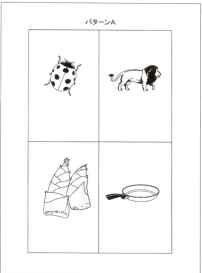
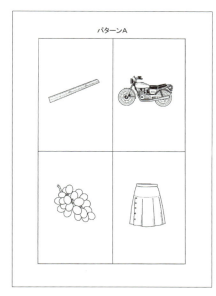
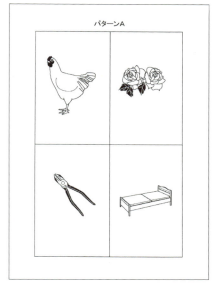

巻末資料3 ●
〔警察庁ウェブサイト(https://www.npa.go.jp/policies/application/license_renewal/ninti/patter-na.pdf)〕

採 点 基 準

1　時間の見当識（最大15点）
(1)　採点方法
　　ア　「年」
　　　　正答の場合は5点
　　　　西暦、和暦のいずれでも構わないこととするが、和暦の場合において、検査時の元号以外の元号を用いた場合には誤答とする。
　　　　現在の年を過去の元号に置き換えた場合（例：平成25年を昭和88年）は、正しい元号を記載していないため、誤答とする。
　　　　西暦「2009年」と回答する意図で「09年」と省略した場合においては、正答とする。
　　イ　「月」
　　　　正答の場合は4点
　　ウ　「日」
　　　　正答の場合は3点
　　エ　「曜日」
　　　　正答の場合は2点
　　オ　「時間」
　　　　正答の場合は1点（進行要領に示す「4　時間の見当識の実施」において、「鉛筆を持って、始めて下さい。」と言った時刻を「検査時刻」とし、当該「検査時刻」から前後それぞれ30分以上ずれる場合は誤答とする。また、「午前」及び「午後」の記載の有無は問わない。）
(2)　採点における留意事項
　　採点に当たっては、次の事項に留意すること。
　　ア　「年」、「月」、「日」、「曜日」及び「時間」は、それぞれ独立に採点する。
　　イ　回答が空欄の場合には、誤答とする（回答時間中に全体に対する注意喚起を行い、それでも空欄の者については、誤答とする。）。
(3)　具体例
　　ア　検査日が平成25年で、回答が「昭和25年」の場合
　　　　検査時の元号が異なるので、誤答となる。
　　イ　検査時刻が「9時40分」で、回答が「9時60分」の場合
　　　　通常、「〇時60分」と言わないが、検査時刻から30分未満のずれであることから、正答とする。
　　ウ　検査時刻が「9時40分」で、回答が「10時10分」の場合
　　　　回答が、検査時刻から30分以上ずれていることから、誤答とする。

巻末資料4
〔警察庁ウェブサイト（https://www.npa.go.jp/policies/application/license_renewal/ninti/saiten-kijyun.pdf）〕

2　手がかり再生（最大32点）
(1) 採点方法
　　一つのイラストについて、
　　　自由回答及び手がかり回答の両方とも正答の場合は2点
　　　自由回答のみ正答の場合は2点
　　　手がかり回答のみ正答の場合は1点
　なお、手がかり回答時において、一つのヒントに二つ以上の回答をさせないこと（例：「果物」に対して「メロン、りんご」等の複数回答は誤答とする。）。
　また、回答の順序は採点の対象外とし、与えられたヒントに対応していない場合であっても、正しく回答されていれば正答とする（例：ヒントである「野菜」の欄に、果物の正答を記入した場合等）。

(2) 具体例
　　（例1）
　　　　自由回答　　　　　　　手がかり回答
　　　　1　耳　　　　○　　　　1　体の一部・・・足　　　×
　　　　2　トラ　　　×　　　　2　動物・・・ライオン　　○
　　　　3　机　　　　×　　　　3　果物・・・メロン　　　×
　　　　4　サル　　　×　　　　4　家具・・・ベッド　　　○

　　　　　　採点結果　自由回答及び手がかり回答：正答なし　　0×2＝0点
　　　　　　　　　　　自由回答のみ：正答1つ　　　　　　　　1×2＝2点
　　　　　　　　　　　手がかり回答のみ：正答2つ　　　　　　2×1＝2点
　　　　　　　　　　　　　　　　　　　　　合計・・・・・・・・4点

　　（例2）
　　　　自由回答　　　　　　　手がかり回答
　　　　1　耳　　　　○　　　　1　体の一部・・・耳　　　○
　　　　2　トラ　　　×　　　　2　動物・・・ライオン　　○
　　　　3　机　　　　×　　　　3　果物・・・メロン　　　×
　　　　4　サル　　　×　　　　4　家具・・・ベッド　　　○

　　　　　　採点結果　自由回答及び手がかり回答：正答1つ　　1×2＝2点
　　　　　　　　　　　自由回答のみ：正答なし　　　　　　　　0×2＝0点
　　　　　　　　　　　手がかり回答のみ：正答2つ　　　　　　2×1＝2点
　　　　　　　　　　　　　　　　　　　　　合計・・・・・・・・4点

(3) 採点に当たっては、受検者に対して示した絵を、受検者が覚えているかどうかを検査するものであることから、次の取扱いをし、受検者に不利とならない採点を行うこと。

ア 検査員が説明した言葉を言い換えた場合は正答とする（例：方言、外国語、通称名（一般的にその物を示す商品名、製造社名、品種））。
イ 検査員が示した絵と類似しているものを回答した場合は正答とする。
ウ 回答した言葉に誤字又は脱字がある場合は正答とする。
エ アからウまでに示すものであっても、絵の区分上、又はカテゴリから容易に想像できるもので、別に警察庁が示すものは誤答とする。

3 時計描画（最大7点）
採点基準を満たす場合には、(1)から(7)1つにつき1点
以下に示す採点基準のうち(5)及び(6)については、時計描画課題のうち、「11時10分」の場合であるが、他の時計描画課題（1時45分、8時20分又は2時45分）についても、同様の方法で採点すること。
また、採点基準のうち(7)以外は、他の基準と関係なく採点すること（採点基準(7)については、採点基準(5)及び(6)が正答である場合（短針と長針が明示されている場合）にのみ加点の判断を行うこと）。

(1) 「1から12までの数字のみが書かれている」
ア 数字については、アラビア数字、ローマ数字、漢数字のいずれでもよい（①、③参照）。
イ 数字の並びや位置については、採点の対象外とする（②、④、⑤、⑨参照）。
ウ 1から12までの数字のどれかが抜けている場合は誤答とする（⑥参照）。
エ 1から12までの数字以外に数字がある場合は誤答とする（⑦、⑧参照）。

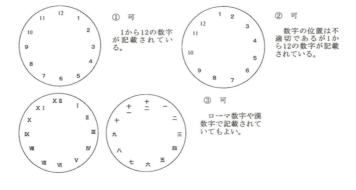

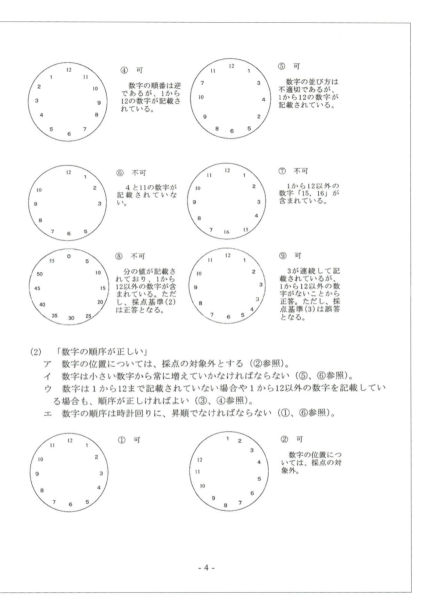

(2) 「数字の順序が正しい」
　ア　数字の位置については、採点の対象外とする（②参照）。
　イ　数字は小さい数字から常に増えていかなければならない（⑤、⑥参照）。
　ウ　数字は1から12まで記載されていない場合や1から12以外の数字を記載している場合も、順序が正しければよい（③、④参照）。
　エ　数字の順序は時計回りに、昇順でなければならない（①、⑥参照）。

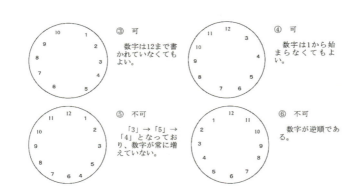

③ 可 数字は12まで書かれていなくてもよい。

④ 可 数字は1から始まらなくてもよい。

⑤ 不可 「3」→「5」→「4」となっており、数字が常に増えていない。

⑥ 不可 数字が逆順である。

(3) 「数字は正しい位置になくてはならない」
　ア　水平かつ垂直に文字盤を4分割した十字線上のそれぞれに数字がある（①参照）又は4分割した部分のそれぞれに3つの数字がある（②、④、⑤、⑥参照）。
　イ　4分割のそれぞれの数字が適切である。
　　右上であれば、12、1、2、3のうち3つが記載されていることが必要（12、1、2か1、2、3）（③、⑦参照）。

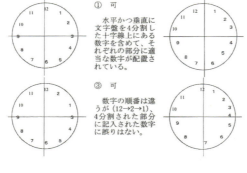

① 可　水平かつ垂直に文字盤を4分割した十字線上にある数字を含めて、それぞれの部分に適当な数字が配置されている。

② 可　水平かつ垂直に文字盤を4分割した十字線上には数字はないが、4分割部分に記入された数字は適切。

③ 可　数字の順番は違うが（12→2→1）、4分割された部分に記入された数字に誤りはない。

④ 不可　右上部分に4つの数字があり、左下部分に2つしか数字がない。

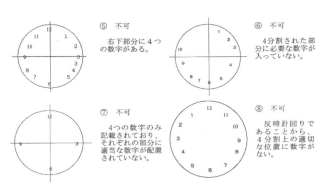

(4) 「2つの針がある」
ア 針になっていなくてはならないが、矢印でなくてもよい。○で囲まれた数字の場合は誤答とする（⑤参照）。
イ 文字盤の数字の位置は採点対象外とする（③参照）。
ウ 針の指している時間は、採点対象外とする（②、③参照）。
エ 3つの針が記載されているときは、誤答とする。ただし、第3の針が秒針と判断できる場合であって、12を指しているときに限り、第3の針については採点対象外として、他の2つの針について採点する（⑥参照）。

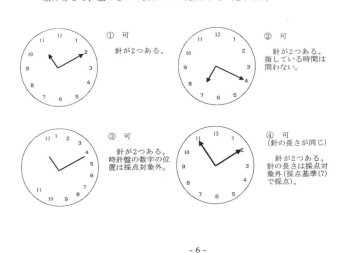

- 6 -

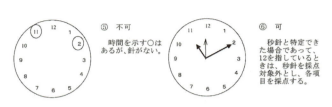

(5)　「時の数字『11』が指し示されている」
　　ここでは、「11時10分」を例に取り上げていることから、1時45分、8時20分及び2時45分についても、時間の数字をそれぞれ読み替えて対応すること。
　ア　必ずしも短針で示されていなくてもよい。また、ダッシュや○で囲まれていてもよい（①、③参照）。
　イ　どの数字よりも11という数字に近くなければならない（②参照）。
　　　（ただし11と12の間に描かれていれば可（⑦参照）。）
　ウ　数字の配列、順序は採点の対象外とする（④参照）。

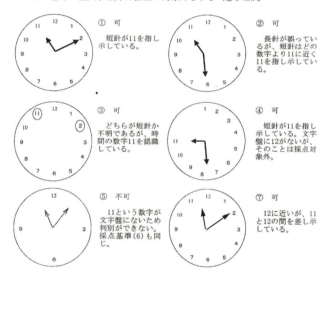

(6) 「分の数字『2』が指し示されている」

ここでは、「11時10分」を例に取り上げていることから、1時45分、8時20分及び2時45分についても、時間の数字をそれぞれ読み替えて対応すること。

ア 必ずしも長針で示されていなくてもよい。また、ダッシュや○で数字が示されていてもよい（①、③、④参照）。
イ どの数字よりも2という数字に近くなければならない（②参照）。
ウ 数字の配列、順序は採点の対象外とする（①、②参照）。

① 可
長針が2を指し示している。短針の位置は採点対象外。

② 可
長針が2を指し示している。文字盤に欠けている数字があるが、採点対象外。

③ 可
どちらが長針か不明であるが、分の数字2を指し示している。

④ 可
どちらが長針か不明であるが、分の数字2を指し示している。

(7) 「長針と短針が正しい長さの割合になっていなければならない」

ア 採点基準(7)については、採点基準(5)及び(6)が正答である場合（短針と長針が明示されている場合）にのみ加点の判断を行うこと（①、④参照）。
イ 長針が短針よりも長くなっていなければならない（②参照）。
ウ 針の長短を判断しがたい場合は、定規等を用いた実測等をすることにより、長短の判断をする（③参照）。

① 可
採点基準(5)及び(6)を満たし、長針・短針が正しい割合になっている。

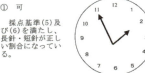

② 不可
長針・短針が正しい割合になっていない。

③ 不可　長針・短針が判別できない。

④ 不可　時計の針がない。

4　時計描画において判断に迷う採点例（※下記の採点例については検討を要する。）
(1)　時計の針が中心から記載されていない。
　　　円の中心から針が記載されていない場合でも、当該針が短針及び長針と判断できるのであれば、採点基準に沿った各項目を採点する。

【具体例】
　短針が11、長針が2を指し示しているものの針が中心から記載されていない場合
【採点方法案】
　採点基準(4)…時計の針と判断できることから正答とする。
　採点基準(5)…11を指し示しているので正答とする。
　採点基準(6)…2を指し示しているので正答とする。
　採点基準(7)…短針と長針の長さの割合が正しいことから正答とする。

　また、中心から離れた矢印が数字を指し示している場合、矢印が時計の針と判断できるのであれば、針の長さを実測するなどして、各項目を採点する。

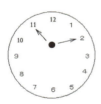

【具体例】
　数字を指し示す矢印が中心から記載されていない場合
【採点方法案】
　採点基準(4)…矢印は、時計の針と判断できることから正答とする。
　採点基準(5)…11を指し示しているので正答とする。
　採点基準(6)…2を指し示しているので正答とする。
　採点基準(7)…実測等をすることにより、長針が短針より長ければ正答とする。

(2) 数字が円の外に記載されている。

数字が記載されている位置については、円の内外を問わず、採点基準により、各項目を採点する。

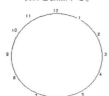

【具体例】
円の枠外に1から12までの数字が記載されている。
【採点方法案】
採点基準(1)…1から12までの数字が記載されていることから正答とする。
採点基準(2)…数字の順序が正しいので正答とする。
採点基準(3)…数字が正しい位置にあることから正答とする。

また、文字盤の外に分を示す数字が記載されている場合、文字盤の外の数字は受検者が善意で記載したものと考え、採点対象外として各項目を採点する。

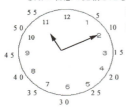

【具体例】
文字盤の外に分を示す数字が記載されている場合
【採点方法案】
枠外の数字は採点対象外として各項目を採点する。
採点基準(1)…1から12までの数字が記載されていることから正答とする。
採点基準(2)…数字の順序が正しいので正答とする。
採点基準(3)…数字が正しい位置にあることから正答とする。
採点基準(4)…針が2本あるので正答とする。
採点基準(5)…矢印が11を指し示しているので正答とする。
採点基準(6)…矢印が2を指し示しているので正答とする。
採点基準(7)…短針と長針の長さの割合が正しいことから正答とする。

(3) 11から2を指し示す矢印がある。

【具体例】
11から2に向かう矢印が1本のみ記載されている。
【採点方法案】
採点基準(4)…矢印が1本しか記載されていないので誤答とする。
採点基準(5)…矢印が11を指し示していないので誤答とする。
採点基準(6)…矢印が2を指し示していると分かるので正答とする。

(4) 短針が長針より長い。

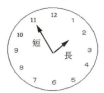

【具体例】
　「短」と書かれた針が「長」と書かれた針より長い。
【採点方法案】
採点基準(4)…針が二本あるので正答とする。
採点基準(5)…矢印が11を指しているので正答とする。
採点基準(6)…矢印が2を指しているので正答とする。
採点基準(7)…描画の課題であるため、文字で示していても短針と長針の長さの割合が異なることから誤答とする。

索引

欧文

D
DNAR：do not attempt resuscitation **108, 110**

I
IC：informed consent **6, 79, 115, 133**
　　術後—— **14**
　　術前—— **14**
　　相続人の—— **21**
　　本人以外の—— **16**
　　——がないとして扱う場合 **22**
　　——をしたかの確認 **15**

和文

あ
アルツハイマー型認知症 **23**

い
意思の合致 **3**
意思能力 **35**
　　不完全な—— **83**
　　法律上の—— **101**
　　——の喪失 **21, 28, 36, 42, 48**
意思表示の方法 **2**
医師の裁量 **75**
医師の説明義務 **14, 134**
医師法第17条 **13**
医療事項代理人 **26, 32, 35, 72**
　　——の選定と同意 **27**
　　——の法的根拠 **29**
委任契約 **4**
胃瘻の造設 **95**
印鑑 **28**
院内感染 **50**

う
運転ができなくなる患者への手当て **126**

え
エホバの証人輸血拒否事件 **31**

お
押印 **28**
応召義務 **3, 10**

か
がんの告知 **105**
カルテ　☞診療録
家事事件手続法 **61**
家族代表者の選定 **36**
家族の同意 **17**
　　——のない投薬 **76**
改正道路交通法 **116, 117, 118, 139**

覚醒剤 134
患者と医師の関係悪化 125
患者の利益 38

き ●

キーパーソン 36
救急搬送 42, 53
虚偽診断書作成罪 123
強制退院 90
行政 95
　——の介入 83
業務上過失傷害罪 50
緊急事務管理 41, 96

け ●

契約自由の原則 39

こ ●

個人情報の保護に関する法律（個人情報
　保護法）70, 137
個人の意思 1
子ども１人での受診 63
公正証書遺言 129, 130
公務員 135
高齢運転者 117
告知 102, 107
　不用意な—— 103

し ●

時間の見当識 144
自己決定 77, 87
　——権 8, 31, 46
自宅退院 93

児童虐待 67
児童相談所 66
児童福祉法 66
事理弁識能力 6
　——の欠如 92
（治療の）失敗時の責任 43
守秘義務 136
　——違反 69
終末期医療の決定プロセスに関するガイド
　ライン 109
準委任契約 4, 47, 75
署名 28
情報の取得 10
親権者 60
　——による虐待 68
身体拘束 86, 87
　——の三要件 89
診療契約 3, 49
　——の成立 1
診療情報の提供等に関する指針 127
診療の求 10
診療報酬の明細 103
診療録（カルテ）
　——開示請求 126
　——への記載 57
人工妊娠中絶 64, 69

せ ●

セカンドオピニオン 12
精神障害者 111

成年後見人　19

成年被後見人　51, 62

　　——の法律行為　51

　　——の遺言　129, 132

誓約書　77

説明義務　11, 78

　　——違反　80, 81

説明と同意　7

選定当事者　39

善管注意義務　5

そ

疎遠な親族　56

蘇生　110

　　——処置拒絶　108

相続人　18

損害賠償請求　105, 107

　　——権　54

損害賠償責任　138

た

多職種会議　40, 56, 73, 92, 95, 109

　　——の行い方　40

　　——の法的根拠　41

　　——を行う場面　42

代理意思表示者　18

代理人　100

ち

知的障害　99

つ

通報義務　134

て

手がかり再生　145

定期予防接種による健康被害　113

と

時計描画　142, 146

糖尿病　45

道路交通法　119, 120, 121

取消しの効果　52

な

内縁（の妻・夫）　33, 53

に

日本国憲法第13条　8, 30

日常生活に関する行為　51

日用品の購入　51

認知機能検査　117, 140

認知機能の低下　121

認知症　16, 43, 48, 76, 85, 93, 116, 123,
　　126, 128, 133

　　軽度——　83

　　中等度——　46, 49

　　まだら状態の——　84

の

脳梗塞　89, 95

は

配偶者　20

ひ

秘密証書遺言　129, 131

ふ

プラセボ効果　79

副反応 112

ほ ・・・・・・・・・・・・・・・・・・・・・・・
　　保護義務 83
　　保護者の代理人 71
　　保護責任者遺棄罪 94
　　保護責任者遺棄致死罪 82, 98
　　母体保護法 65
　　暴力行為 90

ま ・・・・・・・・・・・・・・・・・・・・・・・
　　麻薬及び向精神薬取締法（麻薬取締法）
　　　135

み ・・・・・・・・・・・・・・・・・・・・・・・
　　未告知患者に対する明細書発行 101
　　未成年者 72
　　　15歳以上の―― 59
　　　――の受診 62
　　　――の保護者への連絡 69
　　身寄りがない 42, 80, 83, 108
　　民事事件 124

　　民法第5条 58
　　民法第644条 4
　　民法第651条1項 5

め ・・・・・・・・・・・・・・・・・・・・・・・
　　明細書発行の院内掲示 104

ゆ ・・・・・・・・・・・・・・・・・・・・・・・
　　遺言状 128

よ ・・・・・・・・・・・・・・・・・・・・・・・
　　予防接種法 113

ら ・・・・・・・・・・・・・・・・・・・・・・・
　　来院拒否 81

り ・・・・・・・・・・・・・・・・・・・・・・・
　　リビングウィル 24
　　臨時適性検査 120

ろ ・・・・・・・・・・・・・・・・・・・・・・・
　　老人施設 133

わ ・・・・・・・・・・・・・・・・・・・・・・・
　　ワクチン 112, 114
　　　肺炎球菌―― 115

●著者紹介● **長谷部圭司** *Keiji Hasebe*

略歴● 愛媛県生まれ

1999年　大阪大学医学部医学科卒業
同 年　大阪大学医学部付属病院
2000年　財団法人住友病院
2003年　財団法人大阪警察病院
2005年　大阪大学大学院　高等司法研究科
2006年　医療法人梓良成会　理事長
2010年　司法修習所
2012年　北浜法律事務所・外国法共同事業
2013年　医療法人蒼生会理事長代理（兼務）
2014年　近畿大学医学部　非常勤講師
2016年　愛知医科大学　非常勤講師

現在，医師としても弁護士としても，最前線で働いています。

弁護士としては，訴訟やトラブル対応などの紛争処理のほか，病院等の組織内での内部調査，訴訟や保険事故の過失や損害認定に関わる意見書の作成などを行っています。また，所属事務所における一般企業への顧問サービスの素晴らしさを実感し，こうしたサービスを医療機関にも提供できないかと試行錯誤した結果，電子メールで質問を受けすぐに返答するという効率的かつ効果的なサービスも行っています。院内向けの研修会や講演も積極的に行っており，2016年は90回を超え，2017年は130回を超える予定が入っています。

また，医師は診療を辞めたら医師ではなくなると考えており，現在も週に3日の外来，週に1～2回の当直業務をこなしています。2014年には，年間に1人で300件以上の救急車を受け入れました。

いま力を入れているのが，現在最も必要とされ，さらには自身の研究テーマでもある，「患者の意思決定」に関する分野の活動です。大事であるにもかかわらず，議論がなされてこないままに現在に至っています。この点について，本書に限らずさらにいろいろな機会で意見を提案していく予定です。

おもな著作・論文● 『訴訟・トラブルに強い！カルテ・看護記録の書き方』日総研出版，2014年.
「先生おしえて！「医療事故調査制度」って何？」病院安全教育，2016年2月号.
「病院における法律問題への対処」病院安全教育，2014年8月号.

おもな講演● 2017年5月　高齢者ドライバーと改正道路交通法における医師の法的責任
2017年5月　高齢者医療における法的問題とその対応法
2017年5月　認知症の診断および治療と法的問題について
2017年4月　医療現場でのトラブル対応
2017年3月　個人情報保護について
2017年3月　医療事故調査制度について
2017年1月　医療事故調査制度への具体的対応と院内の体制づくり

認知症等
意思決定能力低下患者の
診療における
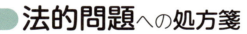法的問題への処方箋

定価(本体3,700円+税)
2017年9月13日 第1版

著　者　長谷部圭司
発行者　梅澤俊彦
発行所　日本医事新報社　www.jmedj.co.jp
　　　　〒101-8718　東京都千代田区神田駿河台2-9
　　　　電話(販売)03-3292-1555　(編集)03-3292-1557
　　　　振替口座　00100-3-25171
印　刷　ラン印刷社
デザイン　大矢高子

© Keiji Hasebe　2017　Printed in Japan
ISBN978-4-7849-4343-2　C3047　¥3700E

本書の複製権・翻訳権・上映権・譲渡権・公衆送信権(送信可能化権を含む)は(株)日本医事新報社が保有します。

JCOPY 〈(社)出版者著作権管理機構 委託出版物〉

本書の無断複写は著作権法上での例外を除き禁じられています。複写される場合は、そのつど事前に、(社)出版者著作権管理機構(電話 03-3513-6969, FAX 03-3513-6979, e-mail：info@jcopy.or.jp)の許諾を得てください。